Dr. Aswathy K. Vijayan
Shiana Jo
Aparna M. Nair

Métodos de deteção de cáries

AF376636

Dr. Aswathy K. Vijayan
Shiana Jo
Aparna M. Nair

Métodos de deteção de cáries

Avanços nas técnicas de deteção precoce e diagnóstico de cáries dentárias

ScienciaScripts

Imprint

Any brand names and product names mentioned in this book are subject to trademark, brand or patent protection and are trademarks or registered trademarks of their respective holders. The use of brand names, product names, common names, trade names, product descriptions etc. even without a particular marking in this work is in no way to be construed to mean that such names may be regarded as unrestricted in respect of trademark and brand protection legislation and could thus be used by anyone.

Cover image: www.ingimage.com

This book is a translation from the original published under ISBN 978-620-8-41513-6.

Publisher:
Sciencia Scripts
is a trademark of
Dodo Books Indian Ocean Ltd. and OmniScriptum S.R.L publishing group

120 High Road, East Finchley, London, N2 9ED, United Kingdom
Str. Armeneasca 28/1, office 1, Chisinau MD-2012, Republic of Moldova, Europe
Managing Directors: Ieva Konstantinova, Victoria Ursu
info@omniscriptum.com

Printed at: see last page
ISBN: 978-620-3-50902-1

Copyright © Dr. Aswathy K. Vijayan, Shiana Jo, Aparna M. Nair
Copyright © 2024 Dodo Books Indian Ocean Ltd. and OmniScriptum S.R.L publishing group

ÍNDICE

CAPÍTULO 1

INTRODUÇÃO

A cárie dentária, também conhecida como cárie dentária, é uma das doenças crónicas mais prevalentes na humanidade em todo o mundo; os indivíduos são susceptíveis a esta doença ao longo da sua vida. É a principal causa de dor oral e de perda de dentes. Pode ser travada e potencialmente revertida nas suas fases iniciais, mas muitas vezes não é auto-limitada e, sem cuidados adequados, a cárie pode progredir até à destruição do dente.[1]

A cárie é uma desmineralização ácida do esmalte ou da dentina induzida por biofilme (placa bacteriana), mediada pela saliva. A doença pode ser observada tanto na coroa (cárie coronal) como na raiz (cárie radicular) dos dentes decíduos e permanentes, e em superfícies lisas, bem como em superfícies com fissuras e buracos. Pode afetar o esmalte, a cobertura externa da coroa; o cemento, a camada mais externa da raiz; e a dentina, o tecido por baixo do esmalte e do cemento.[1]

A cárie dentária continua a ser uma grande preocupação para a saúde da população mundial. O diagnóstico fundamental da cárie depende de procedimentos visuais-tácteis-radiográficos.[2,3] O diagnóstico de cáries não cavitadas é de grande importância, uma vez que o estado da doença pode ser travado numa fase inicial com uma intervenção mínima.

Um método de diagnóstico para a deteção de cáries deve permitir a deteção da doença nas fases mais precoces, desde a fase de desmineralização mais precoce. Nenhum dos métodos de diagnóstico atualmente aceites permite, isoladamente, a deteção de cáries em todas as superfícies dentárias.[4] Foi desenvolvida e introduzida uma variedade de tecnologias inovadoras, não só para ajudar no diagnóstico precoce da cárie, mas também para fazer um diagnóstico firme e tratar de forma conservadora.[5] Estas tecnologias utilizam a alteração das propriedades de fluorescência, reflectância, impedância de condutância eléctrica e transmissão de ultra-sons do esmalte com a desmineralização para monitorizar as alterações na lesão de cárie ao longo do tempo.[5]

Este livro tem como objetivo discutir de forma abrangente os métodos de deteção de cáries atualmente disponíveis, com especial ênfase nos métodos de deteção de cáries ópticos e radiográficos.

Referências

1. Robert H Selwitz, Amid I Ismail, Nigel B Pitts. Dental caries. lancet. 2007 Jan; 369(9555): 51-9.

2. Castro VM, Katz JO, Hardman PK, Glaros AG, Spencer P. Comparação in vitro da película convencional e da imagem digital direta na deteção de cáries proximais. Dentomaxilofac Radiol 2007; 36: 138-142.

3. Stookey K G, Cabezas G C. Métodos emergentes de diagnóstico de cáries. Journal of Dental Education 2001; 65(10):1001-1006.

4. Khalesi et al. Método de diagnóstico da cárie dentária. DJH 2010; Vol.2, No.1

5. Amaechi T B. Tecnologias emergentes para o diagnóstico da cárie dentária: The road so far. Journal of applied physics 105, 102047 2009.

CAPÍTULO 2

REVISÃO DA LITERATURA

Cáries dentárias

A Organização Mundial de Saúde define a cárie dentária como um processo patológico localizado, pós-eruptivo, de origem externa, que envolve o amolecimento dos tecidos duros e que conduz à formação de uma cavidade.[1]

Epidemiologia

Mandal et al 2001, num estudo destinado a avaliar a prevalência e a gravidade da cárie dentária e as necessidades de tratamento entre a população urbana e rural em três estados orientais da Índia, nomeadamente Bengala Ocidental, Orissa e Sikkim, verificaram que a prevalência da cárie dentária variava entre 48,3% e 61,8%. Os autores são da opinião de que a cárie dentária pode, portanto, ser considerada como um processo de doença, com um imenso impacto económico, e que a Índia deve aprender e implementar programas preventivos das nações desenvolvidas para criar uma tendência descendente distinta na cárie dentária e cumprir o objetivo da OMS.[2]

De acordo com o relatório do Inquérito Nacional de Saúde Oral de 2004, a prevalência de cáries em diferentes partes da Índia em crianças dos 5 aos 15 anos de idade situava-se entre 51,9% e 63,1%. A Comissão Nacional de Macroeconomia e Saúde, Ministério da Saúde e do Bem-Estar Familiar, Governo da Índia, Nova Deli, 2004, sugeriu que a cárie dentária é a segunda causa mais comum de perda de dentes, relacionada principalmente com factores de estilo de vida, e estimou a sua prevalência na Índia em 50-60%.[3]

Num estudo para avaliar a prevalência e a gravidade da cárie dentária na dentição primária em 2014 crianças pré-escolares em duas províncias da China, Du M et al 2005 concluíram que uma elevada proporção de crianças chinesas tinha cáries dentárias (55%) e que a maioria delas não era tratada. Os autores observaram uma relação entre a prevalência e a gravidade da cárie dentária com o estatuto socioeconómico e o estado da dieta.[4]

Patro et al 2008, num estudo transversal de base comunitária, avaliaram a prevalência da cárie dentária entre adultos e idosos num contexto urbano e concluíram que a prevalência da cárie dentária era muito elevada entre os adultos idosos. Os autores relataram uma prevalência de 82,4% na faixa etária de 35-44 anos e 91,9% na faixa etária acima de 60 anos. O índice DMF foi de 5,7±4,7 no grupo etário dos 35-44 anos e de 13,8±9,6 no grupo etário acima dos 60 anos. Os autores também observaram uma associação estatisticamente significativa entre o consumo de tabaco e a cárie dentária.[5]

Em 2013, Das et al., que avaliaram a prevalência de cáries dentárias e as necessidades de tratamento em crianças nas zonas costeiras de Bengala Ocidental, consideraram que a prevalência de cáries dentárias era de 28,06% na dentição permanente, com uma taxa de prevalência mais elevada no sexo feminino. No entanto, os autores consideram que a prevalência da cárie dentária na Índia, que era de 55,5% antes da independência, aumentou para 68,4% em 1960 e, subsequentemente, regista uma tendência decrescente.[6]

Numa investigação epidemiológica realizada por Kalaskar R R et al em 2015 para determinar a prevalência da cárie dentária e o tratamento em crianças que frequentam a escola na região de Vidarbha, no centro da Índia, com base nos critérios da OMS de 1997, registou-se uma prevalência de 65,7% de cárie dentária com um

DEFT médio de 2,64. Os autores concluíram que a elevada incidência em crianças em idade escolar pode ser atribuída à falta de sensibilização para a saúde oral e ao aumento do consumo de uma dieta cariogénica.[7]

Etiopatogénese da cárie dentária:

A etiologia da cárie dentária tem sido objeto de discussão já em 1676, quando Leeuwenhoek suspeitou de uma etiologia microbiana. [8]

Em 1890, Miller propôs a teoria quimioparasitária da cárie dentária, que sugeria que os ácidos produzidos pela fermentação do açúcar pelas bactérias eram responsáveis pela cárie dentária. Ainda hoje este entendimento é considerado a base dos estudos sobre a cárie dentária. [8,9,10]

Clarke, em 1924, identificou uma bactéria semelhante ao Streptococcus em lesões de cárie dentária. O autor concluiu que o Streptococcus mutans descalcificava o esmalte e penetrava na dentina quando as condições eram aproximadas, ao passo que o Bacillus acidophilus produzia apenas uma descalcificação superficial do esmalte.[11]

Harris R 1963, no estudo Hopewood House realizado numa coorte de crianças de um orfanato, demonstrou uma diminuição do nível de cáries quando a ingestão de hidratos de carbono refinados na dieta foi deliberadamente restringida.[12]

Bradshaw DJ et al., 1989, num estudo destinado a demonstrar os efeitos dos impulsos de hidratos de carbono e do pH nas alterações populacionais das comunidades microbianas orais in vitro, verificaram que o Streptococcus mutans tem uma maior capacidade de sobreviver e florescer em condições de pH baixo geradas pelo metabolismo do açúcar. Os autores concluíram que o S. mutans é encontrado mais frequentemente do que outros microrganismos quando há uma ingestão elevada ou frequente de açúcar, e que outros factores invivos, tais como a redução da capacidade de tamponamento na xerostomia, também actuariam para promover a seleção do Streptococcus mutans na placa bacteriana.[13]

Aas et al, em 2008, num estudo transversal, observaram que 10% dos pacientes com cáries galopantes em dentes permanentes não apresentam níveis detectáveis de Streptococcus mutans, apesar de estes terem sido frequentemente sugeridos como um dos principais factores etiológicos da cárie dentária. Os autores concluíram que, em indivíduos com Streptococcus mutans, estavam presentes espécies adicionais, por exemplo, espécies dos géneros Atopium, Propionibacterium e Lactobacillus, em níveis significativamente mais elevados do que os do Streptococcus mutans.[14]

Bradshaw e Lynch 2013, numa revisão dos novos paradigmas na etiologia da cárie dentária, concluíram que a cárie dentária é uma doença microbiana resultante do metabolismo dos hidratos de carbono da dieta pela microflora oral.[13] Os autores consideraram que, apesar de o streptococcus mutans ter sido sugerido como bactéria específica responsável pela cárie dentária, o mecanismo da doença não satisfaz os postulados de Koch, que sugerem que a presença de um microrganismo conduzirá a uma doença e também que a ausência dos organismos impede o desenvolvimento da doença. Além disso, os autores eram da opinião de que uma dieta rica em hidratos de carbono pode conduzir a cáries devido à acidificação da placa microbiana, principalmente por estreptococos mutans e vários microrganismos como Veillonella, Lactobacillus, Bifidobacterium, propionibacterium, estreptococos não estreptococos mutans de PH baixo, Actinomyces e Atopobium. Esta observação resultou numa mudança de paradigma nas estratégias de controlo da cárie, passando de uma abordagem orientada para o controlo do estreptococo mutans para o controlo da acidogenecidade da placa bacteriana.[13]

Referências

1. normalização da notificação de doenças e condições dentárias. Relatório de um comité de peritos em saúde dentária. Organização Mundial de Saúde, Genebra, 1962.

2. Mandal K P, Tewan A, Chawla H S, Gauba K et al. Prevalência e gravidade da cárie dentária e necessidades de tratamento entre a população dos estados orientais da Índia. J Indian Soc Pedo Prev Dent 2001;19(3):85-91.

3. Comissão Nacional de Macroeconomia e Saúde Ministério da Saúde e do Bem-Estar Familiar, Governo da Índia, Nova Deli, setembro de 2005.

4.Du M, Lou Y,Zeng X,Alkhatib N et al. Cáries em crianças em idade pré-escolar e seus factores de risco em 2 províncias da China. Quintessence Int 2007 Feb; 38(2):143-151

5.Patro BK,Ravi Kumar B,Goswami A,Marathur VP et al.Prevalência de cáries dentárias entre adultos e idosos numa colónia de reinstalação urbana de Nova Deli. Indian J Dent Res 2008 Abr-Jun; 19(2):95-8.

6) Das D, Misra J, Mitra M, Bhattacharya B, Bagchi A. Prevalência de cáries dentárias e necessidades de tratamento em crianças nas zonas costeiras de Bengala Ocidental. . Contemp Clin Dent 2013 Out-Dez; 4(4): 482-487.

7. Kalaskar RR, Kalaskar AR, Chandorikar H, Hazarey S. Prevalência de cáries dentárias e necessidades de tratamento em crianças em idade escolar da região de Vidarbha, Índia central. Univ Res J Dent 2015; 5:68-72

8. Bradshaw J D, Lynch J M R. Dieta e a etiologia microbiana da cárie dentária: novos paradigmas. International Dental Journal 2013;63(suppl.2):64-72.

9. Carounanidy Usha e Sathyanarayanan R. Dental caries - A complete changeover (Part I). J Conserv Dent 2009; 12(2): p. 46-54.

10.Ismail IA, Hasson H, Sohn W et al. Cárie Dentária no Segundo Milénio 2001;65(10):953-958.

11.Clarke K J. Do fator bacteriano na etiologia da cárie dentária.1924.

12. Harris R. Biologia das crianças de Hopewood house, Bowral, Austrália.4 observações sobre a experiência de cárie dentária que se estende por 5 anos (1957-61).J DENT RES 1963;42:1387.

13.Bradshaw DJ, McKee AS, Marsh PD et al. Effects of carbohydrates pulses and pH on population shifts within oral microbial communities in vitro. Caries research 1989;68(9):1298-302

14...Aas JA, Griffen AL, Dardis SR et al. Bactérias de cáries dentárias em dentes decíduos e permanentes em crianças e jovens adultos.J Clin Microbiol 2008; 46: 1407-1417

CAPÍTULO 3

DETECÇÃO E DIAGNÓSTICO DE CÁRIES

CLASSIFICAÇÃO [VIMAL K SIKRI 2010][1]

1. Exame visual e tátil

2. Métodos radiográficos

3. Resistência eléctrica

4. Transiluminação por fibra ótica com imagem digital

5. Autofluorescência laser

6. Fluorescência laser quantitativa

7. Fluorescência de infravermelhos

8. Iluminação ultravioleta

9. Endoscópio/Videoscópio

10. Deteção ultra-sónica

11. Tomografia de coerência ótica

12. Imagiologia de Terahertz

13. Micro-imagem por ressonância magnética

14. Método de penetração do corante

Os métodos tradicionais de deteção de cáries envolvem a inspeção visual (VI), a inspeção visual e a sondagem.[2]

Em 1991, Lussi et al, num estudo invitro, testaram a exatidão e a reprodutibilidade das decisões de diagnóstico e tratamento de cáries de fissura com e sem sonda em 61 dentes. Os autores concluíram que a utilização de uma sonda não melhora a validade do diagnóstico de cáries, em comparação com a inspeção visual isolada.[3] A opinião acima foi ainda validada por Penning et al, em 1992, no seu estudo, concluindo que a sondagem provou ser um método pouco fiável para o diagnóstico de cáries de fissuras.[4]

Em 1993, técnicas como a inspeção visual (VI), a inspeção visual com uma lupa, a inspeção visual e a radiografia bitewing, a inspeção visual e a sondagem de pressão ligeira e a radiografia bite wing (BW) isolada para a deteção de cáries foram comparadas com a validação histológica por Lussi et al. No estudo, a sensibilidade variou de 12% para a inspeção visual isolada a 49% para a inspeção visual e a radiografia bite wing e a especificidade de 84% para a radiografia bite wing isolada a 88% para a inspeção visual. Os autores foram de opinião que nem a ampliação nem a sondagem ajudaram a melhorar a sensibilidade da deteção de cáries.[5]

Cortes D F et al 2000, num estudo invitro, compararam a capacidade da transiluminação por fibra ótica (FOTI), da inspeção visual e das radiografias para detetar cáries oclusais e avaliar a profundidade da lesão. 59 molares extraídos foram avaliados utilizando a FOTI e o exame visual por 4 examinadores treinados e 1 examinador avaliou as radiografias de asa de mordida. A validação histológica foi efectuada utilizando um estereomicroscópio. Para os três métodos, a correlação entre a profundidade da lesão e as pontuações histológicas variou de 0,65 a 0,73. A correlação mais elevada foi observada entre a deteção visual e as pontuações histológicas, seguida do FOTI e das radiografias. Para as lesões dentinárias, as áreas sob as curvas ROC variaram de 0,83 a 0,87. Os autores concluíram que o método radiográfico foi fraco na deteção de lesões confinadas ao esmalte. O FOTI, o exame visual e as radiografias mostraram uma boa correlação com a histologia, mas tiveram dificuldade em detetar lesões localizadas profundamente no esmalte ou no terço exterior da dentina.[2]

Chong et al 2003, num estudo laboratorial, compararam o exame visual-tátil com radiografias convencionais, radiografias digitais e fluorescência laser na deteção de cáries ocultas oclusais em dentes pré-molares extraídos. 320 dentes extraídos foram examinados visualmente com um explorador, examinados utilizando a unidade KaVo Diagnodent e também foram expostos utilizando radiografia convencional e digital. Os valores de sensibilidade e especificidade do exame visual tátil em comparação com a radiografia convencional foram de 81% e 44%, respetivamente. Em contraste, o Diagnodent produziu uma sensibilidade de 82% e uma especificidade de 36% quando comparado com a radiografia convencional. Quando comparado com a radiografia digital, a sensibilidade e a especificidade do exame visual tátil foram de 90% e 44%, respetivamente, e o Diagnodent apresentou uma especificidade baixa de apenas 32%, embora a sensibilidade fosse elevada. O Diagnodent apresentou valores de sensibilidade semelhantes mas uma especificidade inferior em comparação com o exame tátil visual no diagnóstico de cáries dentárias ocultas. No entanto, os autores concluíram que a combinação do exame visual-tátil com técnicas radiográficas e o Diagnodent aumentará a precisão do diagnóstico de lesões dentárias ocultas.[6]

Braga M M et al 2009 num estudo invitro compararam o sistema de Nyvad e o ICDAS -II com a avaliação da atividade da lesão para avaliação da severidade e atividade das lesões de cárie oclusal em dentes decíduos. O estudo teve como objetivo avaliar a reprodutibilidade dos sistemas visuais Nyvad e ICDAS-II na deteção de cáries; testar a precisão dos sistemas na estimativa da profundidade da lesão, e examinar a associação entre o sistema Nyvad e o sistema de Avaliação da Atividade da Lesão, como adjuvante do ICDAS-II. A histologia foi utilizada para avaliar a profundidade da lesão. Ambos os sistemas apresentaram valores kappa mais elevados (>0,86) e uma boa correlação com a histologia. Os autores concluíram que ambos os sistemas visuais são fiáveis e podem estimar a profundidade da lesão de cárie em dentes decíduos.[7]

Dos métodos tradicionais, a sondagem, a inspeção visual e as radiografias continuam a ser utilizadas como métodos primários de deteção de cáries.[2] Os métodos avançados de deteção de cáries ópticas, como a transiluminação por fibra ótica (FOTI), a transiluminação por fibra ótica com imagem digital (DiFOTI), a fluorescência quantitativa da luz (QLF), a fluorescência laser (Diagnodent), a tomografia de coerência ótica (OCT), a espetroscopia Raman polarizada (PRS), os métodos de corrente eléctrica como o monitor elétrico de cáries (ECM) e as técnicas de ultra-sons, têm sido utilizados com várias sensibilidades e especificidades. Desde 2009, tornou-se possível a deteção de cáries através de modalidades avançadas, como o scanner de cáries, a radiometria fototérmica por infravermelhos no domínio da frequência e a luminescência modulada.[8,9,10]

Deteção ótica de cáries

Os métodos ópticos de deteção de cáries baseiam-se na observação da interação da energia aplicada ao dente ou na observação da energia emitida pelo dente. Essa energia tem a forma de uma onda no espetro eletromagnético, que inclui a luz na gama do visível e do infravermelho próximo.[11]

Num estudo in vivo que comparou a exatidão do diagnóstico da FOTI e das radiografias no diagnóstico de cáries proximais em dentes decíduos, Holt R D et al 1989 foram de opinião que a sensibilidade e a fiabilidade entre examinadores eram mais elevadas para o diagnóstico radiográfico do que com a utilização da luz. Os autores concluíram que a utilização da FOTI em termos de precisão e fiabilidade não oferece qualquer vantagem em relação às radiografias.[12]

Peers A et al 1993, num estudo invitro, comparou a validade e reprodutibilidade do exame clínico, FOTI e radiologia da asa de mordida para o diagnóstico de pequenas lesões proximais. Sessenta dentes foram examinados clinicamente e, em seguida, utilizando FOTI e radiografias de asa de mordida. Foram efectuadas concordâncias intra-observadores com valores de kappa superiores a 0,6. A especificidade de todos os três métodos excedeu 0,95. A sensibilidade variou entre clínica (0,38), bite wing (0,59) e FOTI (0,67). No entanto, os autores são de opinião que a exatidão do FOTI na lesão cariosa aproximada é superior à da asa de mordida e do diagnóstico clínico sem ajuda.[13]

Num estudo preliminar realizado por Baumgartner et al 2000, os autores discutiram a aplicação da PS-OCT na obtenção de imagens tomográficas de dentes humanos extraídos, sãos e cariados, com o objetivo de avaliar o seu possível potencial de diagnóstico para aplicações dentárias. Uma das caraterísticas atractivas da OCT discutida pelos autores foi a utilização de luz infravermelha próxima em vez de radiação ionizante e a elevada resolução transversal e de profundidade na ordem dos 10 microns.[14]

Colston B W Jr et al 2000 demonstraram um novo método para obter imagens não invasivas da microestrutura interna dos dentes e dos tecidos moles utilizando a tomografia de coerência ótica (OCT). A intensidade da luz retrodifundida é medida em função da profundidade do tecido. A interferometria de baixa coerência é utilizada para remover seletivamente a quantidade de radiação retrodifundida. No entanto, os autores concluíram que este método de imagem fornece informações que atualmente não podem ser obtidas por outros meios, tornando-o possível para diversas aplicações como o diagnóstico de deteção de cáries e doença periodontal.[15]

Aljehani A et al 2004 avaliaram dois métodos de fluorescência DIAGNOdent e Quantitative light fluorescence (QLF) para a quantificação de lesões de manchas brancas adjacentes a aparelhos ortodônticos fixos e para determinar a concordância inter-observador dos métodos DIAGNOdent e QLF para a quantificação de lesões incipientes do esmalte. O estudo foi efectuado em quarenta e um dentes pré-molares com superfícies lisas visualmente sólidas ou lesões de manchas brancas visualmente. A histopatologia e a microradiografia transversal foram realizadas como padrões de ouro para a verificação da profundidade da lesão e da perda mineral. Os autores concluíram que a QLF pode ser um método adequado para quantificar lesões cariosas incipientes adjacentes a aparelhos ortodônticos fixos.[16]

Num estudo que comparou a capacidade de diagnóstico de cáries da radiometria foto-térmica de infravermelhos no domínio da frequência e da luminescência modulada (PTR/LUM), DIAGNOdent, inspeção visual e radiografias com a técnica histológica como padrão de ouro, Jeon et al 2004 mostraram que o método combinado PTR/LUM é superior a todas as outras metodologias testadas, com uma sensibilidade de 81%/79% e uma especificidade de 87%/72% para o nível de cárie do esmalte e da dentina, respetivamente. Os autores concluíram que a RTP e a LUM, como técnica combinada, têm o potencial de ser uma ferramenta fiável para diagnosticar cáries precoces de fossas e fissuras e podem fornecer informações detalhadas sobre lesões profundas.[17] Num outro estudo realizado em 2007, os autores utilizaram um laser de 670nm, 450mW a 30 Hz para examinar a cárie proximal e demonstraram que a RTP é uma ferramenta fiável para a deteção de lesões desmineralizadas precoces proximais, que não podem ser detectadas pela radiografia convencional de bitewing.[18]

Amaechi et al 2009, num artigo de revisão sobre tecnologias emergentes para o diagnóstico de cáries dentárias: o caminho até agora, discutiram as vantagens inerentes à adaptação da radiometria foto térmica (PTR) ao diagnóstico dentário em conjunto com a luminescência modulada (LUM). A técnica de PTR baseia-se na resposta térmica infravermelha modulada de um meio, resultante da absorção de radiação ótica de um feixe de laser de baixa intensidade e da conversão de energia ótica em térmica, seguida de um aumento de temperatura modulado, geralmente inferior a 1° C em magnitude.[10]

Douglas A et al., 2005, num estudo invitro, determinaram se a transiluminação por fibra ótica com imagens digitais poderia ser útil na avaliação de lesões aproximadas precoces e compararam as radiografias produzidas com película de velocidade F com a profundidade da lesão histológica e a cavitação. O estudo foi efectuado em lesões aproximadas criadas artificialmente em dentes extraídos. Os autores concluíram que o DIFOTI é capaz de detetar a desmineralização da superfície numa fase inicial, mas que não é capaz de medir a profundidade de uma lesão.[19]

Lussi A et al 2006 realizaram um estudo para desenvolver e testar um novo dispositivo de fluorescência laser (LF) para a deteção de cáries proximais. Setenta e cinco dentes foram selecionados e congelados a -20°C. Foram obtidas radiografias Bitewing utilizando películas Kodak Insight, e foram efectuadas avaliações com o dispositivo LF. A especificidade do laser variou entre 0,81 e 0,83 e a sensibilidade variou entre 0,84 e 0,92. O estudo concluiu que a radiografia de bitewing era inferior à

LF na deteção de cáries proximais, pelo que o autor recomendou o sistema LF como uma ferramenta adicional útil na deteção de cáries proximais.[20]

Deery C et al 2006, num estudo invitro, avaliaram a validade e a reprodutibilidade da deteção de cáries oclusais utilizando a fluorescência laser (LF) antes da colocação de um selante de fissuras transparente. O estudo também teve como objetivo comparar as recomendações de corte padrão do fabricante com as publicadas para estudos in vitro e comparar a validade e a reprodutibilidade da LF com o exame visual clínico (CVE). O estudo concluiu que os limites de corte recomendados pelo fabricante parecem ser os mais apropriados para utilização, a CVE teve uma validade superior à LF e a colocação de selante transparente não influencia a deteção de cáries por LF.[21]

Aljehani A et al 2006, num estudo invivo, avaliaram a fiabilidade de um método de fluorescência infravermelha baseado em laser, DIAGNOdent, para medir lesões de manchas brancas induzidas ortodonticamente. Foram selecionados 137 dentes de 13 pacientes ortodônticos, com idades compreendidas entre os 13 e os 17 anos, com lesões de manchas brancas nas superfícies lisas bucais ou faciais. A correlação intra-classe (ICC) para a concordância intra-observador para os três examinadores foi de 0,91, 0,97 e 0,98, respetivamente. Os valores de ICC para a concordância inter-observador foram comparativamente mais baixos, 0,69 e 0,82 para a primeira e segunda medições, respetivamente. Os autores concluíram que a fiabilidade das leituras do DIAGNOdent em lesões de manchas brancas associadas à ligadura ortodôntica foi boa.[22]

Um estudo para investigar a relação entre a magnitude da luz retrodifundida e a despolarização registada pela tomografia de coerência ótica sensível à polarização (PS-OCT) com alterações no volume mineral do esmalte num modelo de cárie artificial foi realizado por Jones RS et al 2006. Um sistema PS-OCT baseado em todas as fibras, operando a 1310nm, foi utilizado para recolher imagens em série de lesões artificiais criadas nos dentes posteriores. O perfil quantitativo do conteúdo mineral e a perda mineral foram obtidos a partir de secções transversais utilizando microradiografia digital de alta resolução (DM). Foi calculada uma forte correlação entre a profundidade da lesão calculada a partir de ambas as modalidades de imagem. No entanto, os autores concluíram que o método ótico PS-OCT tem aplicações promissoras para a deteção invivo e monitorização de cáries oclusais precoces do esmalte.[23]

Ko et al 2006, num estudo invitro utilizando treze pré-molares humanos extraídos, demonstraram uma nova técnica baseada na espetroscopia Raman polarizada para a deteção de cáries dentárias precoces.Os autores concluíram que, para o esmalte saudável, o pico Raman resultante da vibração simétrica V_1 do PO_4^{3-} a 959 cm^{-1} é fortemente polarizado e os espectros das lesões cariosas apresentam uma dependência de polarização mais fraca a 959 cm$^{-1.}$. Esta diferença no grau de anisotropia da polarização Raman permite a discriminação entre cárie dentária precoce e esmalte saudável.[24]

Pickwell E et al 2007, num estudo comparativo invitro, compararam a imagiologia por impulsos de Terahertz (TPI) e a microradiografia de transmissão (TMR) para medir as profundidades de uma série de lesões desmineralizadas de esmalte bovino induzidas artificialmente. Os autores discutiram a vantagem da TPI como uma técnica de imagiologia relativamente nova, não ionizante e não destrutiva para o estudo de tecidos duros, que não requer a secção de dentes, ao contrário da TMR. O estudo concluiu que, para lesões de gel ácido, a TPI está a medir a desmineralização na ordem dos 47% da TMR.[25]

Jameel et al 2010 verificaram a profundidade real da lesão cariosa através da técnica de fluorescência a laser utilizando o laser de díodo CW de 650 nm em comparação com a investigação histopatológica. Foram utilizados 5 dentes molares permanentes de indivíduos adultos com idades compreendidas entre os 20 e os 25 anos. Os resultados revelaram que as lesões cariosas mais profundas revelaram uma elevada intensidade de fluorescência. O estudo concluiu que a técnica de LF é uma ferramenta fiável para o diagnóstico de cáries e para a avaliação da profundidade e que os achados histopatológicos revelaram uma boa correlação com os da técnica de LF.[26]

Rodrigues J A et al 2011 estudaram o desempenho de dois díodos emissores de luz (LED) e de dois aparelhos baseados na fluorescência laser na deteção de cáries oclusais in vitro. O estudo foi efectuado em 97 molares permanentes. O estudo revelou que tanto as tecnologias baseadas em LED como em laser são ferramentas potenciais para a deteção e quantificação de cáries dentárias. Os autores concluíram que ambos os dispositivos de fluorescência a laser são adequados para a deteção de cáries oclusais e podem ser considerados como uma ferramenta auxiliar dos métodos convencionais e que os dispositivos baseados em LED não foram capazes de diferenciar as superfícies sãs das cáries do esmalte.[27]

Markowitz K et al 2013, num estudo de laboratório, avaliaram o efeito da colocação de selantes na deteção de cáries por uma câmara fluorescente (FC), o detetor de cáries spectra. Foram obtidas imagens e leituras da FC de 32 dentes extraídos, antes e depois da aplicação de selantes transparentes ou opacos. Os dentes foram depois seccionados e examinados para detetar cáries no esmalte ou na dentina. Noutro estudo clínico, foram obtidas leituras da FC de 41 molares de crianças antes e depois da aplicação de selantes transparentes. Os resultados deste estudo indicaram que a FC pode ser usada para avaliar lesões não cavitadas em dentes com selantes transparentes e sugerem que a FC pode ser usada em estudos longitudinais para examinar dentes selados quanto a sinais de progressão da lesão. No entanto, os autores concluíram que a CF, juntamente com a inspeção visual, pode ser utilizada para monitorizar dentes com selantes transparentes quanto a sinais de progressão da lesão.[28]

Thoms M et al investigaram a deteção ótica fluorescente de lesões cariosas utilizando uma nova câmara dentária. Foram obtidas imagens de dentes humanos recém-extraídos sem cavitação. As imagens foram analisadas em função do rácio de intensidade da fluorescência da porfirina vermelha e da auto-fluorescência verde do esmalte. Obteve-se uma sensibilidade de 93% e uma especificidade de 100%. Os autores concluíram que o sistema de câmara permite a deteção de cáries oclusais com uma sensibilidade superior à da inspeção visual.[29]

SISTEMA DE DETECÇÃO BASEADO NA MEDIÇÃO DA CORRENTE ELÉCTRICA

Ricketts DN et al 1996, num estudo invitro, pretendiam validar um protótipo de monitor elétrico de cáries para o diagnóstico de cáries em fossas e fissuras utilizando uma técnica radiográfica microfocal. Foram investigados 30 locais discretos em 10 dentes molares extraídos. Foram registadas medições de resistência eléctrica em cada local e foram preparadas secções espessas para radiografia microfocal. A sensibilidade e a especificidade do monitor de cáries eléctricas foram de 92% e 100%, respetivamente. No entanto, os autores foram da opinião de que a perda mineral no esmalte pode influenciar a medição da resistência mais do que a profundidade da lesão.[30]

Um estudo invitro para comparar a reprodutibilidade e a validação da deteção e quantificação de cáries oclusais pelo monitor eletrónico de cáries e pelo Diagnodent foi realizado por Bamzahim M et al 2002. O material era constituído por 87 dentes pré-molares com superfícies oclusais sãs ou não cavitadas. Dois observadores classificaram independentemente as secções de acordo com a histopatologia. Os coeficientes de correlação intra-classe (ICC) foram de 0,97 para o Diagnodent e de 0,71 para o ECM. A sensibilidade e a especificidade foram de 0,8 e 1 para o DIAGNOdent e de 0,75 e 0,88 para o ECM, respetivamente. Os autores concluíram que o DIAGNOdent foi superior ao ECM na deteção de cáries oclusais.[31]

Ellwood et al 2004 avaliaram o desempenho de diagnóstico de cinco métodos de utilização do monitor elétrico de cáries (ECM) para detetar lesões de cárie nos limiares de esmalte e dentina em superfícies molares oclusais com e sem manchas. O ROC (Az) para os locais sem manchas variou de 0,69 a 0,93 (esmalte) e 0,74 a 0,92 (dentina) e para os locais manchados o Az variou de 0,59 a 0,65 (esmalte) e 0,66 a 0,77 (dentina). Os autores concluíram que o desempenho do ECM pode ser melhorado considerando uma combinação de variáveis ou usando diferentes cortes na presença ou ausência de manchas.[32]

Kuhnisch J et al 2006, num estudo invitro, compararam o desempenho de diagnóstico e a reprodutibilidade de dois métodos eléctricos (Electronic caries monitor III, ECM e Cariometer 800, CRM) para a deteção de cáries oclusais e para avaliar o efeito da coloração/descoloração das fissuras no desempenho de diagnóstico. Foram selecionados cento e dezassete terceiros molares sem cavitação oclusal aparente. Seis examinadores inspeccionaram todos os espécimes e foi efectuada uma validação histológica utilizando um estereomicroscópio. O intervalo médio de medições intra e interexaminadores foi de 67%/65% para a ECM e 28%/33% para a CRM. A área sob a curva (Az) foi de 0,74 para o ECM e de 0,78 para o MRC. Os autores concluíram que o

MRC apresentou um desempenho de diagnóstico equivalente ao do ECM, embora sejam necessárias melhorias e o desempenho de diagnóstico pareça ser melhorado nas lesões descoloridas.[33]

Um estudo invitro foi feito para avaliar as decisões de tratamento do dentista para lesões de cárie incipientes em superfícies oclusais, a partir dos resultados disponíveis de múltiplos métodos de deteção de cárie por Pereira et al 2009. As superfícies oclusais de 96 molares permanentes extraídos sem cavitações francas foram examinadas por três observadores, inicialmente apenas por exame visual e o tratamento foi efectuado. Quatro semanas depois, as superfícies dos dentes foram novamente examinadas por métodos adicionais de deteção de cáries, como o monitor elétrico de cáries, a radiografia Bitewing, os lasers DIAGNOdent e a fluorescência quantitativa da luz, e as opções de tratamento basearam-se nos meios de deteção adicionais. Foi observado um efeito drástico na seleção do tratamento, tendo a escolha de tratamentos invasivos aumentado substancialmente. No entanto, os autores concluíram que os dados disponíveis de vários métodos não melhoram a exatidão dos examinadores, mas têm uma maior influência no número de superfícies indicadas para tratamento operatório.[34]

MÉTODOS DE PENETRAÇÃO DE CORANTES

Os corantes têm uma utilização generalizada em medicina dentária. Ajudam a discriminar objectos de aparência semelhante. A intensidade da cor pode ser determinada por absorção ou fluorescência. Vários corantes, como o procion, a calceína e o azul brilhante, foram experimentados para detetar o esmalte cariado, permitindo assim a deteção numa fase precoce e a realização de procedimentos de remineralização. Os corantes vermelho ácido e azul de metileno são utilizados para a deteção de dentina cariada. Nos métodos de penetração de iodo, estima-se o iodo que permanece nos microporos, o que indica a permeabilidade do esmalte.[1,35]

IMAGIOLOGIA POR RESSONÂNCIA MAGNÉTICA

Lloyd et al., 1997, num estudo invitro utilizando imagens de ressonância magnética (MRI) obtidas com um espetrómetro de ressonância magnética Bruker AM300WB equipado com um acessório de microimagem Bruker, demonstraram que a lesão cariosa aparece como caraterísticas tridimensionais intensas com estrutura interna quando são utilizadas sequências de impulsos spin-eco e gradiente-eco para obter imagens. A extensão da lesão cariosa e a sua relação com outras estruturas dentárias podem ser vistas. Os autores concluíram que a RM fornece informações não disponíveis através de outros métodos de investigação, sobre o local, a extensão e a estrutura da lesão cariosa.[36]

Lloyd et al., 2000, num outro estudo, discutiram as limitações da RM como a possível ausência de estruturas com baixa intensidade ou a incompletude da imagem em regiões onde a intensidade do sinal é baixa. Os autores concluíram que a RM parece ser adequada para o estudo da cárie dentária, idealmente em combinação com outras técnicas.[37]

Meshram et al 2011, num artigo de revisão, descreveram a Ressonância Magnética (RM) como uma técnica não invasiva e não destrutiva. Os autores discutiram que a RM não sofre os artefactos de seccionamento que podem ocorrer durante o exame histológico convencional e tem a capacidade de produzir imagens tridimensionais de alta resolução das morfologias internas e externas dos dentes.[38]

Ng SY et al 1988 investigaram a imagem de ultrassom do esmalte desmineralizado artificialmente e sem mácula em dentes humanos extraídos usando ultrassom de freqüência central de 18MHz. O grau de desmineralização foi determinado a partir da densitometria de microradiografias de contacto de secções da metade cervical de cada espécime. As metades incisais foram analisadas separadamente pela técnica de ultrassom pulso-eco para obter informações acústicas cegas e independentes sobre o grau de desmineralização. As lesões de esmalte artificial com menos de 57% de conteúdo mineral (em que o esmalte intacto = 100% em microradiografias) no corpo da lesão podem ser diferenciadas acusticamente do esmalte intacto com base nas alterações de amplitude relativa do eco da superfície do esmalte e do eco da junção amelodentinária (ADJ). No entanto, os autores concluíram que existe uma correlação aparente entre o conteúdo mineral do corpo da lesão e as alterações relativas da amplitude do eco, que é explicada por alterações na impedância acústica específica.[39]

Yamkoglu et al 2000 determinaram a presença de lesões cariosas naturais nas superfícies proximais de dentes molares humanos utilizando um sistema de ultra-sons em comparação com a radiografia e a histologia como padrões de ouro. As medições foram efectuadas diretamente a partir das superfícies proximais de 20 dentes molares da mandíbula com lesões cariosas de manchas brancas por 2 examinadores, independentemente, com o sistema de ultra-sons. A avaliação ultra-sónica de cada lesão natural de mancha branca teve uma sensibilidade de 88%, uma especificidade de 86%, um valor preditivo positivo de 88% e um valor preditivo negativo de 86%, e a concordância também foi satisfatória ($\kappa=0,74$) em comparação com a histologia. A radiografia demonstrou uma concordância corrigida pelo acaso de 0,41:0,38 para o primeiro e segundo examinadores, respetivamente. Os resultados indicaram que a avaliação ultra-sónica é um método sensível para a deteção de lesões cariosas de manchas brancas naturais e pode diferenciar numericamente as alterações nas propriedades elásticas do esmalte.[40]

Meshram et al 2011, num artigo de revisão sobre as tendências recentes no diagnóstico de cáries, discutiram a técnica de ultra-sons como um dispositivo sonar em que um feixe de ondas de ultra-sons é dirigido contra a superfície do dente. Os autores concluíram que a técnica é mais sensível do que o método visual-tátil e pode ser utilizada prontamente para áreas facilmente acessíveis, não podendo ser utilizada para superfícies interproximais e casos invivos.[38]

Referências

1. Sikri VK, Textbook of operative dentistry, ed 2,New Delhi 2010,CBS publishers:84-108

2.Cortes DF, Ekstrand KR, Elias-Boneta AR & Ellwood RP .An in vitro comparison of the ability of fibre-optic transillumination, visual inspection and radiographs to detect oclusal caries and evaluate lesion depth. Caries Res 2000 34(6): 443-447.

3.Lussi A. Validade das decisões de diagnóstico e tratamento da cárie de fissura. Caries research 1991;25(4):296-303

4.Penning C,van Amerongen JP,Seef RE,ten Cate JM.Validade da sondagem para o diagnóstico de cáries de fissura.Caries research 1992;26(6):445-9

5.Lussi A. Comparação de diferentes métodos para o diagnóstico de cáries de fissura sem cavitação. Caries Res 1993; 27(5): 409-416

6. Chong M J, Seow K M, Purdie D M. Exame visual-tátil comparado com radiografia convencional, radiografia digital e Diagnodent no diagnóstico de cárie oculta oclusal em molares extraídos. Odontopediatria 2003;25(4):341-349

7.Braga M M, Mendes F M, Martignon S, Ricketts D N J et al. Comparação in vitro do sistema de Nyvad e do ICDAS -II com a avaliação da atividade da lesão para avaliação da gravidade e atividade das lesões de cárie oclusal em dentes decíduos. Caries Res2009;43:405-412

8.Stookey K G, Cabezas G C. Métodos emergentes de diagnóstico de cáries. Journal of Dental Education 2001; 65(10):1001-1006.

9.Khalesi et al. Método de diagnóstico de cárie dentária. DJH 2010; Vol.2, No.1

10.Amaechi T B. Tecnologias emergentes para o diagnóstico da cárie dentária: The road so far. Journal of applied physics 105, 102047 2009.

11.Karlsson L. Métodos de deteção de cáries baseados em alterações das propriedades ópticas entre tecido saudável e tecido cariado. Revista Internacional de Medicina Dentária 2010:1-10

12.Holt RD, Azevedo MR. Transiluminação de fibra ótica e radiografias no diagnóstico de cáries proximais em dentes decíduos. Saúde Oral Comunitária 1989;6(3):239-47

13.Peers A, Hill FJ, Mitropoulos CM, Holloway PJ. Validade e reprodutibilidade do exame clínico, transiluminação por fibra ótica e radiologia da asa da mordida para o diagnóstico de pequenas lesões cariosas aproximadas: um estudo invitro.Caries Research 1993;27(4):307-11

14.Baumgartner A, Dichtl S, Hitzenberger CK, SattmannH. Tomografia de coerência ótica sensível à polarização de estruturas dentárias. Caries research 2000;34(1):59-69

15.Colston BW Jr, Everett MJ, Sathyam US, DaSilva LB et al. Imagiologia da cavidade oral utilizando a tomografia de coerência ótica. Monogr Oral Sci.2000;17:32-55

16.Aljehani A, Tranaeus S, Forsberg C M, Angmar-Mansson et al. Quantificação in vitro de lesões de mancha branca no esmalte adjacentes a aparelhos ortodônticos fixos utilizando fluorescência quantitativa induzida por luz e DIAGNOdent. Ata Odontol Scand 2004;62(6):313-8

17.Jeon R J, Han C, Mandelis A, Sanchez V et al. Diagnóstico de cáries de fossas e fissuras utilizando radiometria fototérmica de infravermelhos no domínio da frequência e luminescência laser modulada. Caries research 2004;38:497-513

18.Jeon J R, Matvienko A, Mandelis A, Stephen H et al. Deteção de lesões desmineralizadas interproximais em dentes humanos in vitro utilizando radiometria fototérmica de infravermelhos no domínio da frequência e luminescência modulada. J Biomed Opt 2007;12(3)

19.Douglas A, Young, John D B, Featherstone et al. Digital Imaging Fiber-optic Trans-Illumination, F speed radiographic film and depth of approximal lesions.JADA.2005;136:1682-1687

20.Lussi A, Hack A, Hug I, Heckenberger H et al. Deteção de cáries aproximadas com um novo dispositivo de fluorescência. Caries research 2006;40:97-103

21.Deery C, IIoya J, Nugent ZJ et al. Efeito da colocação de um selante transparente na validade e reprodutibilidade da deteção de cáries oclusais por um dispositivo de fluorescência a laser: um estudo invitro. Caries research.2006;40(3):186-93

22.Aljehani A, Bamzahim M, Yousif M A, Shi XQ. Confiabilidade in vivo de um método de fluorescência infravermelha para quantificação de lesões cariosas em pacientes ortodônticos.Oral Health Prev Dent.2006;4(2):145-50

23.Jones RS, Darling CL, Featherstone JD, Fried D. Remineralização de cáries dentárias in vitro avaliada com tomografia de coerência ótica sensível à polarização. J Biomed Opt. 2006 Jan-Fev;11(1):014016. doi: 10.1117/1.2161192. PMID: 16526893.

24.Ko A,Choo Smith L,Hewko M,Sowa M.Deteção de cáries dentárias precoces utilizando espetroscopia Raman polarizada.Optical Society of America 2006;14(1)

25.Pickwell E, Wallace VP, Cole BE, Ali S, Longbottom C, Lynch RJ, Pepper M. A comparison of terahertz pulsed imaging with transmission microradiography for depth measurement of enamel demineralisation in vitro. Caries Res. 2007;41(1):49-55. doi: 10.1159/000096105. PMID: 17167259.

26.Jameel RT, Jawad HA. Deteção e quantificação de cáries de classe I com a técnica de fluorescência laser. Iraqi J.Laser,Part B 2010;9(2):23-29

27.Rodrigues J A, Hug I, Neuhaus K W, Lussi A. Dispositivos baseados em díodo emissor de luz e fluorescência laser na deteção de cáries oclusais. Jornal de ótica biomédica 2011;16(10):107003-5

28.Markowitz K, Rosenfeld D, Peikes D, Guzy G et al. Effect of pit and fissure sealants on caries detection by a fluorescent camera system. Journal of Dentistry 2013;41:590-599

29.Thoms M, Eberhart J, Frentzen .Deteção de cáries utilizando um novo sistema de câmara de fluorescência.

30.Ricketts DN, Kidd EA, Liepins PJ, Wilson RF. Validação histológica de medições de resistência eléctrica no diagnóstico de cáries oclusais. Caries research 1996;30(2):148-55

31.Bamzahim M, Shi XQ, Angmar-Mansson B. Deteção e quantificação de cáries oclusais por DIAGNOdent e Electronic Caries Monitor: comparação in vitro. Ata Odontol Scand 2002dec;60(6):360-4

32,Ellwood R P, Cortes DF. Avaliação in vitro dos métodos de aplicação do monitor elétrico de cáries para a deteção de cáries oclusais. Caries Res 2004;38(1):45-53

33.Kuhnisch J, Weltzien R H, Tabatabaie M, Stosser L. Uma comparação invitro entre dois métodos de medição da resistência eléctrica para a deteção de cáries oclusais. Caries Research 2006;40:104-111

34.Pereira AC, Eggertsson H, Martinez - Mier EA, Mialhe et al. Validade da deteção de cáries em superfícies oclusais e decisões de tratamento baseadas em resultados de múltiplos métodos de deteção de cáries. European journal Oral Sci 2009;117:51-57

35.Amaechi T B. Tecnologias emergentes para o diagnóstico de cáries dentárias: The road so far. Journal of applied physics 105, 102047 2009.

36.Lloyd CH, Scrimgeour SN, Chudek JA, Hunter G. Magnetic resonance microimaging of carious teeth. Caries Research 1997;28(5):349-355

37.Lloyd CH, Scrimgeour SN, Chudek JA, Hunter G. Application of Magnetic Resonance Microimaging to the Study of Dental Caries. Caries Res 2000;34:53

38.Meshram P, Meshram V, Soni A, Sundarkar P et al. Tendências recentes no diagnóstico da cárie.JIAOMR2011;23(3):373-376

39.S Y Ng, M.W.J. Ferguson, P A Payne, P Slater. Estudos ultra-sónicos de esmalte desmineralizado e artificialmente desmineralizado em dentes extraídos: um novo método de deteção de cáries precoces.

40.Yamkoglu C, Ozturk F, Hayran O, Analoui M et al. Deteção de lesões de cárie naturais de manchas brancas por um sistema ultrassónico. Caries Res 2000;34:225-232

CAPÍTULO 4

RADIOGRAFIA NO DIAGNÓSTICO DE CÁRIES

No estudo da cárie, a deteção e a estimativa da profundidade da cárie são muito importantes, uma vez que podem ditar a escolha da intervenção.[1]

Apesar de várias técnicas avançadas, como a transiluminação por fibra ótica (FOTI), as técnicas fluorescentes a laser e as medições da condutância eléctrica, terem sido descritas como métodos de diagnóstico de cáries, vários autores são da opinião de que estas podem ser descritas como ferramentas de deteção de cáries e não como métodos de diagnóstico de cáries.[1]

O diagnóstico de cáries dentárias baseia-se atualmente no exame visual direto e na radiografia intra-oral.[2,3] A radiografia intra-oral é uma técnica estabelecida para o diagnóstico de cáries, especialmente de lesões proximais não cavitadas.[2,3] Os auxiliares radiográficos na deteção de cáries proximais incluem película convencional, sensores digitais e modalidades de imagem avançadas, como a tomografia computorizada de feixe cónico e a tomografia computorizada de abertura sintonizada.

O primeiro sistema de imagiologia digital direta, RadioVisioGraphy (RVG), inventado pelo Dr. Frances Mouyens e fabricado pela Trophy Radiologie (Vincennes, França) em 1984, foi descrito na literatura dentária dos Estados Unidos em 1989.[4]

A consideração do design e outros aspectos comerciais da radiografia com fósforo de armazenamento (SPR), patenteada em 1975, foi discutida no congresso internacional de radiologia em 1981. Alguns autores são da opinião de que a radiografia com fósforo de armazenamento foi introduzida pela Fuji (Tóquio, Japão) em 1981; os princípios foram descritos na literatura de radiologia em 1983.[4,5] Em 2004, uma nova versão de um sistema digital baseado na placa de fósforo de armazenamento (SPP), o Digora Optime (Soredex, Helsínquia, Finlândia), ficou disponível para a medicina dentária.[6]

Com o advento da tomografia computorizada de feixe cónico (CBCT), a tecnologia foi também experimentada no domínio da deteção de cáries dentárias.[7]

Hintze et al 1995 compararam a precisão de quatro métodos: estereomicroscopia (SM), radiografia em película (FR), microradiografia (MR) e inspeção a olho nu (NEI) para a deteção de cáries nas superfícies oclusais dos dentes. O material consistiu em 18 terceiros molares não irrompidos, sólidos no que respeita a cáries, uma vez que estavam embebidos em osso antes da remoção, e 20 terceiros molares irrompidos com um "verdadeiro estado de doença" desconhecido. Os dentes foram seccionados em série, codificados e examinados às cegas quanto a cáries oclusais por três observadores independentes através dos quatro métodos de validação. O SM demonstrou ser o único método pelo qual todos os observadores identificaram corretamente os 18 dentes não irrompidos como sãos, resultando numa especificidade de 1,00. O estudo concluiu que o estereomicroscópio é o mais fiável dos métodos de validação em estudo.[8]

Dagfinn et al., 1996, num estudo sobre a deteção de cáries aproximadas utilizando radiografia intra-oral com fósforo de armazenamento e o efeito da ampliação da imagem, demonstraram que a precisão do diagnóstico da deteção de cáries aproximadas com placas de fósforo de armazenamento (digora) era comparável à obtida com a radiografia convencional. Os autores observaram que não existia uma diferença significativa entre as imagens da placa de fósforo de armazenamento e as imagens baseadas em película. As imagens ampliadas da placa de fósforo de armazenamento tiveram um melhor desempenho do que as imagens não ampliadas na deteção de cáries proximais tanto no esmalte como na dentina. No entanto, os autores concluíram que a deteção de cáries proximais com imagens de fósforo de armazenamento era comparável às películas Ektaspeed e também que a precisão de diagnóstico das imagens de fósforo de armazenamento ampliadas era melhor do que as imagens de fósforo de armazenamento não ampliadas.[5]

Versteeg K H et al 1997 realizaram um estudo invivo para comparar a profundidade aproximada na radiografia de fósforo de armazenamento com a película convencional, concluindo que a película convencional era melhor do que a PSP na deteção de cáries aproximadas. Também estudaram o efeito da radiação dispersa na película sem folha de chumbo com uma placa de fósforo de armazenamento na parte de trás numa experiência in vitro separada e concluíram que o PSP por trás da embalagem da película sem folha de chumbo reduziu a quantidade de radiação dispersa. Os autores foram de opinião que a estimativa da profundidade da lesão em imagens baseadas em película era mais conservadora do que o tamanho da lesão histológica. Por outro lado, a menor prevalência de cáries observada em muitos países ocidentais revelou leituras radiográficas falsas positivas. No entanto, neste estudo in vivo, em que foram comparadas a PSP e a película convencional, o tamanho da lesão nas imagens da PSP foi subestimado em vez de ser sobrestimado nas imagens baseadas em película. Os autores também discutiram a desvantagem de um estudo in vivo no que respeita à obtenção de um critério de validação sólido (exame histológico). A superioridade das imagens de PSP neste estudo pode ser explicada pelas diferentes condições de um estudo in vivo, como a presença de tecido mole.[9]

Num estudo de 1997 que comparou o sistema de fósforo fotoestimulável (PSP) com a película para a deteção de cáries dentárias, realizado por Huda et al 1997, os autores concluíram que o PSP era melhor do que as películas convencionais e o CCD para a captação de imagens de raios X. Os autores também demonstraram a ampla gama dinâmica, a capacidade superior de deteção de baixo contraste e os baixos requisitos de exposição à radiação do PSP. Os destaques do estudo projetado foram a eliminação do processamento químico e a melhoria do desempenho da detetabilidade de baixo contraste.[10]

Price et al 1997, no seu estudo, comparou a precisão do diagnóstico de uma película radiográfica dentária (Ektaspeed Plus) com o sistema de imagem digital direta (Sens-A-Ray) utilizando o modelo de cárie proximal. Os autores também estudaram os efeitos de um meio de dispersão e compararam as interpretações dos dentistas com as dos estudantes de medicina dentária. O estudo incluiu 20 dentes pré-molares e molares extraídos, com 10 superfícies sãs e 15 naturalmente cariadas, e 15 superfícies com cavidades artificiais preparadas. A secção dos dentes foi considerada como padrão de ouro. Os autores foram de opinião que o Sens-A-Ray era significativamente inferior à película, tanto para cáries naturais como para cavidades artificiais, para áreas ROC, sensibilidades e especificidades. Os efeitos de dispersão da água deram origem a diferenças insignificantes com a análise ROC. No entanto, os autores concluíram que a película era superior ao Sens-A-Ray na interpretação de cáries proximais e que os efeitos de um meio de dispersão eram insignificantes. Os estudantes foram considerados menos fiáveis do que os dentistas na interpretação de superfícies sonoras e tiveram um desempenho igualmente bom no que diz respeito a cáries naturais e cavidades artificiais.[11]

O desempenho de diagnóstico entre a película, a radiografia digital e a radiografia computorizada de abertura sintonizada (TACT) foi comparado para determinar o desempenho de diagnóstico na deteção de cáries primárias por Abreu et al 1999. O estudo foi efectuado em 42 dentes posteriores humanos extraídos. Oito observadores avaliaram as imagens. As áreas sob a curva ROC (Az) para os oito observadores na deteção de cáries oclusais e proximais para as quatro modalidades de imagem foram calculadas e as diferenças na curva não foram estatisticamente significativas. Foram registados coeficientes intra-observador de 0,74 para película, 0,67 para radiografia digital, 0,67 para cortes TACT e 0,46 para pseudohologramas TACT e coeficientes inter-observador de 0,60 para película e 0,54 para radiografia digital, 0,50 para cortes TACT e 0,49 para pseudohologramas TACT. Os autores foram de opinião que as imagens tridimensionais não melhoraram a deteção de cáries em relação à radiografia convencional em película e digital.[12]

Na deteção de cáries proximais, a precisão do diagnóstico de filmes de raios X, sistemas digitais baseados em CCD e sistemas digitais baseados em placas de fósforo com estereomicroscópio padrão-ouro foi comparada por Syriopoulos et al 2000. Cinquenta e seis pré-molares extraídos e não restaurados foram radiografados. As imagens foram avaliadas por quatro radiologistas e quatro médicos de clínica geral. O estudo revelou que não houve diferença na capacidade dos sistemas estudados. O diagnóstico dos radiologistas foi significativamente mais próximo da profundidade real da lesão, independentemente da modalidade de imagem utilizada.[3]

Num estudo transversal prospetivo   (Matthew et al 2001), que comparou a sensibilidade e a especificidade da avaliação clínica e da radiografia de asa de mordida na deteção de cáries dentárias oclusais em 481 indivíduos, com idades compreendidas entre os 5 e os 12 anos, numa clínica dentária escolar, concluiu que as radiolucências dentinárias, o género, as condições médicas e a exposição ao flúor não estavam significativamente associados. Dos 1833 dentes classificados como clinicamente sãos no estudo, apenas 72 (4%) demonstraram uma radiolucência dentinária em radiografias bitewing e 1761 (96%) foram classificados como sãos. Os autores concluíram também que o exame clínico de dentes limpos e secos, selados e não selados, tinha uma sensibilidade de 0,96 e uma especificidade de 0,58 na deteção de radiolucências dentinárias em radiografias bitewing.[13]

Daatselaar et al., 2003, num estudo in vitro com observadores sobre a deteção de cáries interproximais por TC local, utilizando 23 dentes extraídos, observaram que os observadores tiveram um desempenho significativamente melhor com os cortes de TC reformatados verticalmente do que com as radiografias convencionais; este desempenho diferiu significativamente em função do observador e da profundidade da lesão. Os autores concluíram que as radiografias digitais 2D convencionais na deteção visual de cáries não são tão boas como os cortes de TC reformatados verticalmente obtidos com TC local. Os cortes axiais não tiveram melhor desempenho do que as radiografias convencionais. A TC local é uma ferramenta promissora para a deteção de cáries interproximais quando são utilizados cortes reformatados verticalmente.[14]

Van Daatselaaar et al., 2003, num outro estudo, descreveram o desenvolvimento de um dispositivo de TC local de bancada capaz de produzir as resoluções espaciais e de contraste necessárias para uma melhor deteção de cáries interproximais e outras afecções dentoalveolares. Os autores concluíram que "a reconstrução local de TC era viável e também que a resolução das imagens locais de TC produzidas a partir de projecções de base adquiridas com um sensor CCD dentário padrão era adequada para o diagnóstico. Isto faz da TC local uma técnica potencial para o diagnóstico de cáries interproximais.[15]

Harse et al., 2006, realizaram um estudo para comparar a diferença na precisão da deteção de cáries proximais através de tomografia computorizada de abertura sintonizada (TACT) extra-oral, TACT intra-oral e radiografia em película em 40 dentes maxilares humanos extraídos. Concluiu-se que a TACT extra-oral não foi estatisticamente diferente da TACT intra-oral ou das radiografias em película para a deteção de cáries proximais.[16]

A exatidão da tomografia computorizada de feixe cónico limitado (TCFC), de um sistema de placa de imagem e da película F-speed na avaliação da profundidade das lesões cariosas proximais na mandíbula seca com dentes sãos e cariados foi estudada por Akdeniz BG et al em 2006. A correlação entre as medições dos dois observadores foi de 0,977 para a película, 0,997 para o sistema de placa de imagem e 0,998 para a TCFC. Os autores foram da opinião de que o método LCBCT parece ser uma ferramenta promissora para a deteção e monitorização de lesões cariosas proximais.[17]

Castro et al, em 2007, compararam a precisão de diagnóstico da película convencional e do CMOS (semicondutor de óxido metálico complementar) com o estereomicroscópio padrão-ouro e concluíram que as duas modalidades eram comparáveis. 150 superfícies aproximadas de molares e pré-molares permanentes extraídos foram selecionadas para o estudo com base na profundidade variável da lesão. Os dentes foram radiografados com filme Ektaspeed Plus; as imagens digitais foram feitas com um sensor Schick CMOS-Active pixel. A secção histológica dos dentes foi utilizada para verificar a presença e a extensão da cárie. O autor discutiu que 40% de desmineralização do tecido duro é necessária antes que as lesões sejam identificadas nas radiografias.[2]

Num estudo invitro, Ricketts et al 2007 avaliaram a exatidão e a reprodutibilidade da radiografia de subtração digital (DSR) em comparação com a avaliação visual de imagens digitais emparelhadas na deteção de alterações no conteúdo mineral dentro das cavidades oclusais. A reprodutibilidade intraexaminador e interexaminador da DSR foi melhor do que a das imagens digitais emparelhadas. Os autores concluíram que o sistema DSR foi considerado mais exato e reprodutível do que a avaliação visual de imagens digitais emparelhadas e uma ferramenta promissora para monitorizar a progressão da lesão oclusal em estudos clínicos.[18]

Num estudo de investigação, Alkurt et al 2007 compararam a eficiência de diferentes velocidades de filmes intra-orais convencionais e de um sistema digital direto para a deteção de cáries proximais. Noventa e seis superfícies proximais foram avaliadas para o estudo. A verdadeira profundidade da cárie foi determinada por exame histológico. Não houve diferença estatisticamente significativa entre as concordâncias interobservadores ($p>0,05$) e a análise ROC ($p>0,05$). Os resultados deste estudo mostraram que o desempenho de diagnóstico das películas de velocidade E e F e da radiografia digital direta são semelhantes para a deteção de cáries proximais. Os autores concluíram que uma redução de dose de 20% com películas de velocidade F e aproximadamente uma redução de dose de 50% com sistemas digitais produziram imagens de qualidade semelhante quando comparadas com películas de velocidade E. Assim, os autores foram de opinião que, considerando o princípio de tão baixo quanto razoavelmente possível (ALARA), as películas de velocidade F e as tecnologias digitais devem ser consideradas, uma vez que proporcionam uma redução notável da dose de radiação e têm um desempenho de diagnóstico igual ao das películas de velocidade E para a deteção de cáries proximais.[19]

Amaechi B T et al, em 2009, foi de opinião que as imagens de TCFC podem ser obtidas para a identificação de cáries dentárias e que estas imagens podem ser geradas utilizando quantidades muito baixas de radiação (sendo a radiação na TCFC equivalente a 5 imagens panorâmicas.[31] No entanto, tendo em conta a dose de radiação mais elevada da TCFC em comparação com as radiografias de asa de mordida, a utilização da mesma para a deteção de cáries foi questionada e vários autores sugeriram que a tecnologia de TCFC requer mais normalização e, atualmente, não deve ser considerada como a escolha principal para a deteção de cáries.[20]

Crombie K et al 2009 compararam o desempenho das imagens da placa de fósforo de armazenamento e da película Insight para a deteção da profundidade da cárie proximal em 100 pacientes. O estudo avaliou 1848 superfícies e os autores concluíram que não existe uma diferença significativa na exatidão da deteção de cáries proximais entre as imagens da placa de fósforo de armazenamento não melhorada e as imagens da película Kodak Insight (p>0,001). Os autores também demonstraram que, apesar de não haver uma diferença significativa entre as imagens de placa de fósforo de armazenamento com e sem contraste, as cáries dentárias foram mais analisadas nas imagens com contraste e brilho aumentados.[21]

Num estudo comparativo realizado por Senel et al, em 2010, foram utilizadas imagens de inspeção visual, película, CCD, PSP e TC de feixe cónico para detetar cáries proximais nas superfícies mesial e distal de 138 dentes (276 superfícies), em comparação com o padrão de ouro histológico, verificou-se que todos estes métodos eram comparáveis. Os autores observaram que, na película convencional, 89,2% das superfícies eram não cariosas, 10,6% tinham cáries de esmalte, 17,8% tinham cáries de dentina e 40,2% tinham cáries de dentina profunda e, na PSP, 91,3% das superfícies eram não cariosas, 12,2% tinham cáries de esmalte, 13,3% tinham cáries de dentina e 47,9% tinham cáries na dentina interna. No entanto, nenhuma das modalidades testadas apresentou sensibilidade e especificidade elevadas e superou significativamente as outras. Tendo em conta os resultados do estudo, os autores foram de opinião que os sistemas intra-orais digitais podem ser recomendados em vez das películas, devido aos níveis mais baixos de exposição à radiação. Recomendaram também a utilização combinada de diferentes modalidades de deteção de cáries para garantir um bom resultado de diagnóstico.[22]

Pontual et al 2010 verificaram que tanto o PSP como a película convencional têm uma baixa sensibilidade (14 a 16%) na deteção de cáries do esmalte aproximal num estudo que comparou estas modalidades radiográficas com medições histológicas padrão-ouro utilizando estereomicroscópio. Foram radiografadas 160 superfícies proximais em condições padronizadas, utilizando três sistemas de fósforo estimulável de armazenamento (DenOptix e Digora FMX com branco e azul) e um sistema de película (película Insight). O exame histológico revelou que 88 superfícies eram sãs e 64 superfícies tinham cáries de esmalte. Os autores sugeriram que a baixa sensibilidade indicava que as modalidades radiográficas não conseguiam detetar eficazmente as cáries do esmalte aproximado.[23]

Dias da Silva et al 2010, numa pesquisa in vitro com 50 molares, avaliaram a precisão da radiografia digital direta em comparação com a inspeção visual e a radiografia convencional no diagnóstico de lesões de cárie oclusal em molares decíduos. O padrão de referência foi obtido histologicamente. Os autores concluíram que a inspeção visual mostrou uma sensibilidade e precisão significativamente mais elevadas do que ambos os métodos radiográficos para lesões confinadas ao esmalte, não tendo sido encontrada qualquer diferença significativa na especificidade. Não foram encontradas diferenças significativas para qualquer parâmetro quando se comparou a avaliação visual e radiográfica para dentes com cáries dentárias. No entanto, os autores são de opinião que, devido a preocupações ambientais e à saúde do paciente, a radiografia digital pode ser considerada para o diagnóstico de lesões cariosas em dentes decíduos.[24]

Zhang et al 2011 avaliaram a exatidão da TCFC para a deteção de cáries proximais não cavitadas e também compararam as exactidões de deteção dos sistemas de imagiologia de TCFC com a placa de fósforo de armazenamento e a película convencional, servindo o exame histológico como padrão de ouro, e observaram que a exatidão da TCFC em cáries proximais não cavitadas era semelhante à da placa de fósforo e da película baseada em imagens intra-orais.[25]

A comparação in vitro das capacidades de diagnóstico da radiografia convencional, do fósforo de armazenamento e da tomografia computorizada de feixe cónico para determinar cáries oclusais e proximais foi estudada por Kayipmaz et al. em 2011. Foram selecionados setenta e dois dentes molares e pré-molares humanos extraídos. Embora o estudo tenha concluído que a TCFC (Tomografia Computorizada de Feixe Cónico) era estatisticamente superior à radiografia convencional e à placa de fósforo para determinar a cárie oclusal, não observou qualquer diferença significativa entre a TCFC, a radiografia convencional e o sistema de placa de fósforo para determinar a cárie proximal e que os autores recomendaram que as técnicas radiográficas intra-orais eram suficientes e tinham várias caraterísticas práticas, económicas e de baixa dose que são valiosas para a avaliação clínica de rotina da cárie dentária.[26]

Onem et al 2012 determinaram a relação entre a quantidade de perda de cálcio, a profundidade da lesão e a precisão da placa de fósforo de armazenamento (SPP) e das radiografias em película para a deteção de desmineralização proximal artificial. As superfícies de esmalte foram visualizadas após exposição ácida com estereomicroscópio e microscópio eletrónico de varrimento. Não houve diferença significativa na precisão de diagnóstico dos dois sistemas, embora as películas de velocidade F tenham mostrado um nível de precisão de diagnóstico ligeiramente superior ao das imagens digitais. Os autores concluíram que a desmineralização subsuperficial do esmalte não era detetável com exatidão quer com as placas de fósforo Storage quer com as películas F-speed. Os autores foram de opinião que o aumento significativo da precisão das películas com o aumento da profundidade da lesão pode dever-se às suas caraterísticas de resolução espacial e de contraste mais elevadas, uma vez que a deteção de lesões do esmalte é fortemente influenciada pelos parâmetros de resolução.[27]

A precisão de diagnóstico da película de velocidade F, PSP, CCD e CBCT na deteção de cáries oclusais foi comparada por Ertas et al 2014. Foram estudados vinte e cinco dentes molares permanentes humanos extraídos com lesões de cárie oclusal ou sonora. O diagnóstico definitivo foi efectuado por avaliação estereomicroscópica. A concordância interexaminador e intraexaminador foi maior para a CBCT, tanto para cáries de esmalte como para cáries dentárias. A área sob a curva caraterística de funcionamento do recetor, as sensibilidades, as especificidades e a exatidão foram estatisticamente superiores para a CBCT e semelhantes para as outras três modalidades estudadas para a cárie dentária. No entanto, os autores concluíram que a TCFC teve um melhor desempenho na deteção de lesões de cárie oclusal mais avançadas em todos os sistemas radiográficos.[28]

A precisão do diagnóstico da película convencional, das placas PSP e da CBCT foi comparada na deteção de lesões cariosas não cavitadas aproximais e oclusais por Krzyzostaniak et al 2015. Foram utilizados 135 dentes posteriores humanos extraídos. A área sob a curva ROC (Az) foi a mais baixa para a CBCT na deteção de cáries aproximais. A CBCT apresentou valores Az significativamente mais elevados do que a PSP e valores Az semelhantes aos da película convencional na deteção de cáries oclusais. No entanto, os autores concluíram que a precisão de diagnóstico das três modalidades radiográficas testadas não é suficiente para a deteção de lesões de cárie incipientes ou superficiais.[29]

Vieira MS et al 2015 em um estudo in vitro avaliaram lesões de cárie proximais utilizando sistemas radiográficos digitais. Nove dentes humanos extraídos, com coroas intactas, foram submetidos a três tipos de lesões proximais (áreas desmineralizadas, cavidade afetando apenas o esmalte e cavidade afetando o esmalte e a dentina). Foram obtidas radiografias de mordida das áreas proximais utilizando três sistemas digitais (Sirona, Kodak, Schick dental systems). A sensibilidade e a especificidade foram, respetivamente, 0,64 e 0,47 utilizando o sistema Schick, 0,56 e 0,50 utilizando o sistema Sirona e 0,48 e 0,58 utilizando o sistema Kodak. No estudo, o sistema Schick demonstrou o maior coeficiente de sensibilidade, indicando que 64% das áreas desmineralizadas foram diagnosticadas corretamente, e o sistema Kodak demonstrou o maior coeficiente de especificidade, indicando que 58% das superfícies sãs foram diagnosticadas corretamente. Os autores concluíram que os sistemas radiográficos digitais não demonstram uma capacidade satisfatória na deteção de áreas desmineralizadas e recomendam o exame direto.[30]

Price BJ et al 2013 analisaram as tecnologias de deteção de cáries dentárias e o futuro da deteção de cáries. Os autores discutiram as razões para a adoção do novo Sistema

Internacional de Deteção e Avaliação da Cárie (ICDAS), que permite uma descrição e classificação mais uniformes da cárie dentária, bem como os recentes métodos de deteção como a OCT e a PTR (LUM). A OCT é tão precisa que as alterações minerais precoces podem ser detectadas in vivo após a exposição a soluções ácidas de baixo pH utilizando luz infravermelha próxima. A coloração dos dentes e a presença de placa dentária não afectam a precisão da OCT. A PTR (LUM) baseia-se na absorção da luz laser infravermelha pelo dente e na subsequente conversão da energia térmica, que é de 1° C ou menos. Os primeiros testes laboratoriais revelam uma melhor sensibilidade para a deteção de cáries para as tecnologias OCT e PTR (LUM) do que para a radiografia, visual ou para a tecnologia de fluorescência laser.[31]

Chu CH et al 2013, num artigo de revisão, discutiram os critérios de diagnóstico actuais recentes para os métodos de deteção de cáries. Os autores foram de opinião que os estudos que medem a sensibilidade, a especificidade, o valor preditivo negativo e o valor preditivo positivo dos dentes cariados não fornecem informações quantitativas. No entanto, o ICDAS II, recentemente desenvolvido, permitiu a comparação de dados em estudos epidemiológicos, saúde pública e investigação clínica, prática clínica e educação dentária.[32]

Berg J, em 2013, avaliou a necessidade de melhorar a tecnologia de deteção de cáries dentárias que ajuda na deteção de cáries numa fase mais precoce do que o exame visual ou a radiografia. Os autores discutiram que várias tecnologias que existem atualmente ou que estão em desenvolvimento podem ser aperfeiçoadas num dispositivo que possa examinar sinais clinicamente indetectáveis de doença. As tecnologias actuais incluem a fluorescência laser, o exame por LED da contiguidade do esmalte, a condutância eléctrica, o DiFOTI, o infravermelho ou o infravermelho próximo. Os autores concluíram que serão desenvolvidas tecnologias futuras que serão fiáveis, específicas e sensíveis e que poderão "ver" as fases iniciais da cárie no adulto, que não necessitarão de tratamento imediato.[33]

Referências

1.Cortes DF, Ekstrand KR, Elias-Boneta AR & Ellwood RP .Uma comparação in vitro da capacidade da transiluminação por fibra ótica, inspeção visual e radiografias para detetar cáries oclusais e avaliar a profundidade da lesão. Caries Res 2000 34(6): 443-447.

2.Castro VM, Katz JO, Hardman PK, Glaros AG, Spencer P. Comparação in vitro da película convencional e da imagiologia digital direta na deteção de cáries proximais. Dentomaxillofac Radiol 2007; 36: 138-142.

3.Yamkoglu C, Ozturk F, Hayran O, Analoui M et al. Deteção de lesões naturais de cárie de mancha branca por um sistema ultrassónico. Caries Res 2000;34:225-232

4. Edwin T parks, gail.F.William. radiografia digital: uma visão geral. The jrnl of contemporary clinical practice 2002 nov; 3(4): p. 1-13.

5.Dagfinn Beyer Svanaes, Anne Mystad, Steinar Risnes. Radiografia de fósforo de armazenamento intra-oral para cáries aproximadas e efeito da ampliação da imagem. cirurgia oral medicina oral patologia oral 1996 julho; 82(1): p. 94-100.

6.Erinç Önem,Elif Soğur, B. Güniz Baksi. Comparação das caraterísticas de imagem dos sistemas de placas de fósforo de armazenamento Digora fmx e Digora Optime. Jornal de Ciências Dentárias 2012 março;7(1): p. 43-47.

7.Park S Y, Ahn J S,K won H,Lee S. Estado atual do diagnóstico de cáries dentárias utilizando a tomografia computorizada de feixe cónico. Imaging Sci Dent 2011;41:43-51.

8.Hintze H, Wenzel A, Larsen MJ. Stereomicroscopy, film radiography, microradiography and naked-eye inspection of tooth sections as validation for occlusal caries diagnosis. Caries Res1995; 29: 359-63.

9. Versteeg K H, Sanderink G C, Velders X L, Van Ginkel FC, Van Derstelt P. Estudo in vivo da profundidade da cárie aproximada em imagens de placas de fósforo de armazenamento comparadas com películas de raios X dentárias. Oral surgery oral med oral pathol oral radiol endod 1997; 84(2):210-3.

10.Huda W,Rill Ln, Benn D K ,PettigrewJC.Comparação de um sistema de fósforo fotoestimulável com película para radiologia dentária.oral cirurg oral med oral pathol oral radiol endod 1997;83(6):725-31.

11.C Price,N Ergul.Comparação de um sistema radiográfico dentário baseado em película e um sistema radiográfico digital direto utilizando um modelo de cárie proximal.Dentomaxillofacial Radiology 1997;26:45-52.

12. Abreu Ju' nior M, Tyndall DA, Platin E, Ludlow JB, Phillips C. Modalidades de imagiologia bi e tridimensional para a deteção de cáries. Uma comparação entre película, radiografia digital e tomografia computorizada de abertura sintonizada (TACT). Dentomaxillofac Radiol 1999; 28: 152-157.

13.Matthew S, Fracaro W. Kim Seow Lynette H. McAllan. a sensibilidade e especificidade da avaliação clínica comparada com a radiografia bitewing para a deteção de cáries dentárias oclusais. Pediatric Dentistry 2001 March; 23(3): p. 204-210.

14.Daatselarr AN van, Tyndall DA, Stelt PFVander. Deteção de cáries com TC local.Dentomaxillfac Radiol 2003; 32:235-241.

15.Daatselaar AN van, SM Dunn,HJW Spoelder, DM Germans et al.Viabilidade da TC local dos tecidos dentários.Dentomaxillofacial Radiology 2003;32:173-180.

16. Harase Y, Araki K, Okano T. Precisão da tomografia computorizada de abertura sintonizada (TACT) extra-oral para a deteção de cáries proximais. Oral Surg Oral Med Oral Pathol Oral Radiol Endod 2006; 101(6):791-6.

17.AkdenizBG, GrondahlHG, MagnussonB. Precisão das medições da profundidade da cárie proximal: comparação entre a tomografia computorizada de feixe cónico limitado, fósforo de armazenamento e radiografia de película. Caries research 2006; 40(3):202-7.

18.Ricketts DN, Ekstrand KR, Martignon S,Ellwood R et al. Precisão e reprodutibilidade da avaliação radiográfica convencional e da radiografia de subtração na deteção de desmineralização em superfícies oclusais. Caries Research 2007;41(2):121-128

19.Alkurt M,Peker I,Bala O,Altunkaynak.Comparação in vitro de quatro diferentes películas de raios X dentários e radiografia digital direta para deteção de cáries proximais.Operative dentistry 2007;32(5):504-509.

20.Amaechi T B. Tecnologias emergentes para o diagnóstico da cárie dentária: The road so far. Journal of applied physics 105, 102047 2009.

21.Crombie K,Parker ME,Nortje CJ,Sanderink GC.Comparação do desempenho das imagens da placa de fósforo de armazenamento e da película Insight para a deteção da profundidade da cárie proximal.SADJ 2009; 64(10):452,454-6,458-9.

22. Senel B, Kamburoglu K, Ucok O, Yuksel SP, Ozen T, Avsever H. Precisão de diagnóstico de diferentes modalidades de imagem na deteção de cáries proximais. Dentomaxillofacial Radiol 2010;39:501-511.

23.Pontual AA, de Melo DP, de Almeida SM, Boscolo FN, Haiter NetoF. Comparação de sistemas digitais e filme dental convencional para a deteção de cáries em esmalte proximal. DentomaxillofacRadiol 2010; 39(7):431-6.

24.Silva PR,Marques M M,Steagall Jr W,Mendes Medeiros F.Precisão da radiografia digital direta na deteção de cáries oclusais em dentes decíduos em comparação com a radiografia convencional e o exame visual: um estudo in vitro.Dentomaxillofacial Radiology 2010;39:(362-367).

25.Zhang Z, Qu X, Li G, Zhang Z et al. As precisões de deteção de cáries proximais por tomografia computorizada de feixe cónico, película e placas de fósforo. Oral Surg Oral Med Oral Radiol Endod 2011; 111:103-108.

26.Kayipmaz S, Sezgin O S, Saricaoglu S T. An invitro comparison of diagnostic abilities of conventional radiography, storage phosphor and cone beam computed tomography to determine oclusal and approximal caries. Revista Europeia de Radiologia 2011; 80:478-482.

27. Onem E, Baksi B G, Sen BH, Sogut O. Precisão de diagnóstico da desmineralização subsuperficial do esmalte proximal e a sua relação com a perda de cálcio e a profundidade da lesão.

28.Ertas ET,Kucukyilmaz E,Ertas H.A comparison of Different Radiographic Modalities for Detection of Occlusal Caries Lesion in vitro.Caries research 2014;48:566-574.

29.Krzyzostaniak J,Kulczyk,Czarnecka B.Um estudo comparativo da precisão do diagnóstico da tomografia computorizada de feixe cónico e das modalidades radiográficas intraorais para a deteção de cáries não cavitadas.Clin Oral Invest 2015;19:667-672.

30.Vieira M S,Nogueria C ,Silva M,Bauer J.Avaliação in vitro de lesões cariosas proximais utilizando sistemas radiográficos digitais. Revista Científica Mundial 2015:1-5.

31.Price BJ.Uma revisão das tecnologias de deteção de cáries dentárias. Academia de odontologia geral.2013:100-108

32. Chu CH, Chau AM, Lo EC. Investigação atual e futura em critérios de diagnóstico e avaliação de métodos de deteção de cáries. Oral Health Prev Dent.2013;11(2):181-9

33.Berg G. O futuro da deteção de cáries está nos pacientes mais jovens da medicina dentária. Dental aegis. 2013;9(3)

CAPÍTULO 6

MUDANÇA DE PARADIGMA NA DETECÇÃO DE CÁRIES

A cárie dentária é uma das doenças crónicas mais prevalentes na população mundial. As lesões cariosas são o resultado de acontecimentos que progridem ao longo do tempo. Por conseguinte, é essencial um diagnóstico precoce e exato das cáries. [1]

Dos métodos tradicionais, a sondagem, a inspeção visual e as radiografias continuam a ser utilizadas como métodos primários de deteção de cáries.[2] Os métodos avançados de deteção de cáries ópticas, como a transiluminação por fibra ótica (FOTI), a transiluminação por fibra ótica com imagem digital (DiFOTI), a fluorescência quantitativa da luz (QLF), a fluorescência laser (Diagnodent), a tomografia de coerência ótica (OCT), a espetroscopia Raman polarizada (PRS), os métodos de corrente eléctrica como o monitor elétrico de cáries (ECM) e as técnicas de ultra-sons, têm sido utilizados com várias sensibilidades e especificidades. Desde 2009, passou a ser possível a deteção de cáries através de modalidades avançadas como o scanner de cáries, a radiometria fototérmica por infravermelhos no domínio da frequência e a luminescência modulada. [3,4,5]

A precisão do FOTI na lesão cariosa aproximada foi superior à do bitewing. Sessenta dentes foram examinados clinicamente e, em seguida, utilizando FOTI e radiografias de bite wing. Foram efectuadas concordâncias intra-observador com valores kappa superiores a 0,6. A especificidade de todos os três métodos excedeu 0,95. A sensibilidade variou entre clínica (0,38), bite wing (0,59) e FOTI (0,67). A deteção por FOTI e bitewing foi superior ao diagnóstico clínico sem ajuda.[6]

Num estudo invitro que comparou a capacidade da transiluminação por fibra ótica (FOTI), da inspeção visual e das radiografias para detetar cáries oclusais e avaliar a profundidade da lesão, verificou-se que a FOTI é um método fiável para detetar lesões dentárias aproximadas. 59 molares extraídos foram avaliados utilizando a FOTI e o exame visual por 4 examinadores treinados e 1 examinador avaliou as radiografias de mordida. A validação histológica foi efectuada utilizando um estereomicroscópio. Para os três métodos, a correlação entre a profundidade da lesão e as pontuações histológicas variou entre 0,65 e 0,73. A correlação mais elevada foi observada entre a deteção visual e as pontuações histológicas, seguida do FOTI e das radiografias. Para as lesões dentárias, as áreas sob as curvas ROC variaram de 0,83 a 0,87. O método radiográfico foi fraco na deteção de lesões confinadas ao esmalte. O FOTI, o exame visual e as radiografias mostraram uma boa correlação com a histologia, mas tiveram dificuldade em detetar lesões localizadas profundamente no esmalte ou no terço exterior da dentina.[2]

O exame visual-tátil, comparado com radiografias convencionais, radiografias digitais e fluorescência laser na deteção de cáries oclusais ocultas em dentes pré-molares extraídos, demonstrou que o exame visual-tátil e o Diagnodent eram comparáveis, embora a correlação mais elevada tenha sido encontrada entre a radiografia convencional e a digital na deteção de cáries oclusais ocultas. 320 dentes extraídos foram examinados visualmente com um explorador, examinados utilizando a unidade KaVo Diagnodent e também foram expostos utilizando radiografias convencionais e digitais. O Diagnodent apresentou valores de sensibilidade semelhantes mas uma especificidade inferior em comparação com o exame tátil visual no diagnóstico de cáries dentárias ocultas. Foi encontrada uma percentagem moderada de valores falsos positivos com o exame tátil visual e uma grande percentagem de falsos negativos com a radiografia convencional ou digital. Os sistemas laser Diagnodent podem ser considerados como uma técnica melhorada juntamente com o exame tátil visual e a radiografia convencional ou digital na deteção de cáries ocultas.[7]

O ICDAS II e o sistema de Nyvad apresentaram desempenhos semelhantes, embora o ICDAS II tenha mostrado uma sensibilidade significativamente maior para lesões incipientes do esmalte. A maioria dos diagnósticos incorrectos concentrou-se na avaliação do som e com lesões iniciais. Ambos os sistemas visuais são fiáveis e podem estimar a profundidade da lesão de cárie em dentes decíduos.[8]

A transiluminação de fibra ótica por imagem digital pode ser útil na avaliação de lesões aproximadas precoces e na comparação de radiografias produzidas com película de velocidade F com a profundidade da lesão histológica e a cavitação. O estudo foi efectuado em lesões aproximadas criadas artificialmente em dentes extraídos. A DIFOTI consegue detetar a desmineralização da superfície numa fase inicial, mas não consegue medir a profundidade de uma lesão. A tecnologia DIFOTI não deve ser utilizada para decidir entre estratégias de tratamento cirúrgico ou químico com base na profundidade da lesão.[9]

As lesões de cárie aproximadas têm sido tradicionalmente diagnosticadas por inspeção clínica em combinação com radiografia. Devido aos riscos inevitáveis da radiação ionizante da radiografia, os sistemas baseados em laser podem provavelmente diminuir a quantidade de radiografias bitewing e podem ser utilizados entre radiografias bitewing para monitorizar a regressão ou progressão da cárie. Foram realizados estudos para desenvolver e testar um novo dispositivo de fluorescência a laser (LF) para a deteção de cáries aproximadas. Setenta e cinco dentes foram selecionados e congelados a -20°C. Foram obtidas radiografias Bitewing utilizando filmes Kodak Insight e foram efectuadas avaliações com o dispositivo LF. O Diagnodent não conseguiu distinguir entre cáries oclusais sólidas e aquelas com lesões na metade externa do esmalte.[10]

O desempenho de dois díodos emissores de luz (LED) e de dois lasers baseados em fluorescência na deteção de cáries oclusais in vitro em 97 molares permanentes revelou que tanto as tecnologias baseadas em LED como em laser são ferramentas potenciais para a deteção e quantificação de cáries dentárias. As cáries de dentina oclusal que permanecem intactas a olho nu dificultam a deteção por métodos convencionais. Ambos os dispositivos de fluorescência a laser são adequados para a deteção de cáries oclusais e podem ser considerados como uma ferramenta auxiliar dos métodos convencionais e os dispositivos baseados em LED não foram capazes de diferenciar as superfícies sãs das cáries do esmalte.[11]

A avaliação do desempenho de diagnóstico e da reprodutibilidade de dois métodos eléctricos (Electronic caries monitor III, ECM e Cariometer 800, CRM) para a deteção de cáries oclusais e o efeito da coloração/descoloração das fissuras no desempenho de diagnóstico, observou que a categoria de lesão dentária profunda serve para estabelecer uma boa correlação dos valores de resistência com a histologia. A CRM mostrou um desempenho de diagnóstico equivalente ao da ECM, apesar de ser necessário melhorar e o desempenho de diagnóstico pareceu ser melhorado em lesões descoloradas.[12]

Uma nova técnica baseada na espetroscopia Raman polarizada para a deteção de cáries dentárias precoces demonstrou que as lesões cariosas podem ser detectadas com base numa anisotropia de polarização Raman reduzida ou num rácio de despolarização mais elevado de 959 cm .[-1] No esmalte saudável, o pico Raman resultante da vibração simétrica V_1 do PO_4^{3-} a 959 cm^{-1} é fortemente polarizado e os espectros das lesões cariosas apresentam uma dependência de polarização mais fraca a 959 cm^{-1} . Esta diferença no grau de anisotropia da polarização Raman permite a discriminação entre cáries dentárias precoces e esmalte saudável.[13]

A comparação da capacidade de diagnóstico de cáries da radiometria foto térmica infravermelha de domínio de frequência e luminescência modulada (PTR/LUM), DIAGNOdent, inspeção visual e radiografias com técnica histológica como padrão de ouro, mostrou que o método combinado PTR/LUM é superior a todas as outras metodologias testadas com sensibilidade de 81%/79% e especificidade de 87%/72% para o nível de cárie do esmalte e dentina, respetivamente. O PTR/LUM é uma sonda não intrusiva para o diagnóstico de lesões de cárie próximas da superfície ou subsuperficiais profundas.[14]

As imagens de ressonância magnética (MRI) obtidas com um espetrómetro de ressonância magnética Bruker AM300WB equipado com um acessório de microimagem Bruker demonstraram que a lesão cariosa aparece como caraterísticas tridimensionais intensas com estrutura interna quando são utilizadas sequências de pulso spin-eco e gradiente-eco para adquirir imagens. É possível ver a extensão da lesão cariosa e a sua relação com outras estruturas dentárias. A RM fornecerá informações não disponíveis através de outros métodos de investigação, sobre o local, a extensão e a estrutura da lesão cariosa.[15]

A presença de lesões cariosas naturais nas superfícies proximais de dentes molares humanos utilizando um sistema ultrassónico foi comparada com a radiografia e a histologia como padrões de ouro. As medições foram efectuadas diretamente a partir das superfícies proximais de 20 dentes molares da mandíbula com lesão cariosa de mancha branca por 2 examinadores, independentemente, com o sistema ultrassónico. A avaliação ultra-sónica de cada lesão natural de mancha branca teve uma sensibilidade de 88%, uma especificidade de 86%, um valor preditivo positivo de 88% e um valor preditivo negativo de 86%, e a concordância também foi satisfatória (κ=0,74) em comparação com a histologia. A radiografia demonstrou uma concordância corrigida pelo acaso de 0,41:0,38 para o primeiro e segundo examinadores, respetivamente. Os resultados indicaram que a avaliação ultra-sónica é um método sensível para a deteção de lesões cariosas de manchas brancas naturais e pode diferenciar numericamente as alterações nas propriedades elásticas do esmalte.[16]

Estudos para determinar a eficácia de diferentes velocidades de películas intra-orais convencionais e de um sistema digital direto para a deteção de cáries proximais, em comparação com um estereomicroscópio padrão-ouro, demonstraram que as curvas Az variaram entre 0,793 e 0,843. O desempenho de diagnóstico das películas de velocidade E e F e da radiografia digital direta é semelhante para a deteção de cáries.[17]

Num estudo comparativo que utilizou 88 superfícies sãs e 64 superfícies com cáries do esmalte, verificou que tanto a película convencional como o PSP apresentavam uma sensibilidade baixa (14 a 16%) na deteção de cáries do esmalte aproximado quando comparados com o estereomicroscópio.[46] A baixa sensibilidade sugere a incapacidade das modalidades radiográficas para detetar eficazmente as cáries do esmalte aproximado e concluiu que as lesões cariosas mais profundas eram mais fáceis de detetar do que as relativamente superficiais. Não se verificou um aumento na deteção de cáries com o aumento da profundidade das cáries do esmalte.[18]

Foi estudada a comparação in vitro das capacidades de diagnóstico da radiografia convencional, do fósforo de armazenamento e da tomografia computorizada de feixe cónico para determinar cáries oclusais e proximais. Foram selecionados setenta e dois dentes molares e pré-molares humanos extraídos. Embora o estudo tenha concluído que a TCFC (Tomografia Computorizada de Feixe Cónico) era estatisticamente superior à radiografia convencional e à placa de fósforo para a determinação de cáries oclusais, não observou qualquer diferença significativa entre a TCFC, a radiografia convencional e o sistema de placa de fósforo para a determinação de cáries proximais. A precisão de diagnóstico da película convencional, da PSP e da CBCT foi baixa na deteção de cáries precoces. O valor Az para a CBCT, Digora e Película foi de 0,629, 0,665 e 0,667, respetivamente.[19]

Num estudo comparativo que utilizou o estereomicroscópio como padrão de ouro, verificou-se que, na película convencional, 89,2% das superfícies não estavam cariadas, 10,6% tinham cáries do esmalte, 17,8% tinham cáries da dentina e 40,2% tinham cáries profundas da dentina e, na PSP, 91,3% das superfícies não estavam cariadas, 12,2% tinham cáries do esmalte, 13,3% tinham cáries da dentina e 47,9% tinham cáries na dentina interna. Todas as modalidades estudadas tiveram um desempenho fraco na deteção de lesões incipientes. No entanto, nenhuma das modalidades testadas apresentou sensibilidade e especificidade elevadas e superou significativamente as outras.[20]

A relação entre a quantidade de perda de cálcio, a profundidade da lesão e a exatidão das radiografias em PSP e em película para a deteção de desmineralização artificial proximal revelou que a desmineralização subsuperficial não era detetável com exatidão quer com placas de fósforo de armazenamento quer com película convencional. No estudo, foi discutida a forte relação entre a profundidade da lesão e a exatidão do diagnóstico da desmineralização do esmalte em imagens de PSP e de película.[21]

Os critérios de diagnóstico actuais, incluindo o sistema da ADA, tal como avaliado por Chu CH et al. numa revisão de 2013, não fornecem informações quantitativas. A classificação mais recente da cárie dentária, como o ICDAS e o ICDAS II, foi avaliada quanto à sua aplicabilidade em estudos epidemiológicos, saúde pública e investigação clínica, prática clínica e educação dentária. A importância do desenvolvimento futuro de tais sistemas começa com a exigência de reconhecer e demonstrar o estágio inicial da cárie (que não exigiria tratamento) em crianças, adultos jovens e adultos.[22]

O futuro da deteção de cáries reside na adoção do novo Sistema Internacional de Deteção e Avaliação de Cáries (ICDAS), que permite uma descrição e classificação uniformes das cáries dentárias. Vários autores sugeriram que os métodos ópticos sensíveis de deteção de cáries, como o PS-OCT e o PTR/LUM, capazes de detetar até mesmo alterações minerais precoces nos dentes, acabarão por conduzir ao desenvolvimento de melhores estratégias preventivas. Assim, os futuros métodos de deteção serão mais fiáveis, específicos e sensíveis, capazes de detetar lesões que podem nem sequer necessitar de tratamento imediato.[22,23,24]

Referências

1.Ismail IA, Hasson H, Sohn W et al. Cárie Dentária no Segundo Milénio 2001;65(10):953-958.

2.Cortes DF, Ekstrand KR, Elias-Boneta AR & Ellwood RP .An in vitro comparison of the ability of fibre-optic transillumination, visual inspection and radiographs to detect oclusal caries and evaluate lesion depth. Caries Res 2000 34(6): 443-447.

3.Stookey K G, Cabezas G C. Métodos emergentes de diagnóstico de cáries. Journal of Dental Education 2001; 65(10):1001-1006.

4.Khalesi et al. Método de diagnóstico de cárie dentária. DJH 2010; Vol.2, No.1

5.Amaechi T B. Tecnologias emergentes para o diagnóstico da cárie dentária: The road so far. Journal of applied physics 105, 102047 2009.

6.Peers A, Hill FJ, Mitropoulos CM, Holloway PJ. Validade e reprodutibilidade do exame clínico, transiluminação por fibra ótica e radiologia da asa da mordida para o diagnóstico de pequenas lesões cariosas aproximadas: um estudo invitro.Caries Research 1993;27(4):307-11

7.Chong M J, Seow K M, Purdie D M. Exame visual-tátil comparado com radiografia convencional, radiografia digital e Diagnodent no diagnóstico de cáries oclusais ocultas em molares extraídos. Odontopediatria 2003;25(4):341-349.

8.Braga M M, Mendes F M, Martignon S, Ricketts D N J et al. Comparação in vitro do sistema de Nyvad e do ICDAS -II com a avaliação da atividade da lesão para avaliação da gravidade e atividade das lesões de cárie oclusal em dentes decíduos. Caries Res2009;43:405-412.

9.Douglas A, Young, John D B, Featherstone et al. Digital Imaging Fiber-optic Trans-Illumination, F speed radiographic film and depth of approximal lesions.JADA.2005;136:1682-1687.

10.Lussi A, Hack A, Hug I, Heckenberger H et al. Deteção de cáries aproximadas com um novo dispositivo de fluorescência. Caries research 2006;40:97-103

11.Jameel RT, Jawad HA. Deteção e quantificação de cáries de classe I com a técnica de fluorescência laser. Iraqi J.Laser,Part B 2010;9(2):23-29.

12. Ellwood R P, Cortes DF. Avaliação in vitro dos métodos de aplicação do monitor elétrico de cáries para a deteção de cáries oclusais. Caries Res 2004;38(1):45-53.

13.Peers A, Hill FJ, Mitropoulos CM, Holloway PJ. Validade e reprodutibilidade do exame clínico, transiluminação com fibra ótica e radiologia da asa da mordida para o diagnóstico de pequenas lesões cariosas proximais: um estudo in vitro. Caries Res 1993; 27: 307-311.

14.Jeon R J, Han C, Mandelis A, Sanchez V et al. Diagnóstico de cáries de fossas e fissuras utilizando radiometria fototérmica de infravermelhos no domínio da frequência e luminescência laser modulada. Caries research 2004;38:497-513.

15.Pereira AC, Eggertsson H, Martinez - Mier EA, Mialhe et al. Validade da deteção de cáries em superfícies oclusais e decisões de tratamento baseadas em resultados de múltiplos métodos de deteção de cáries. European journal Oral Sci 2009;117:51-57.

16.S Y Ng, M.W.J. Ferguson, P A Payne, P Slater. Estudos ultra-sónicos de esmalte desmineralizado e artificialmente desmineralizado em dentes extraídos: um novo método de deteção de cáries precoces.

17.Alkurt M,Peker I,Bala O,Altunkaynak.Comparação in vitro de quatro películas de raios X dentários diferentes e radiografia digital direta para deteção de cáries proximais.Operative dentistry 2007;32(5):504-509.

18.Pontual AA, de Melo DP, de Almeida SM, Boscolo FN, Haiter NetoF. Comparação de sistemas digitais e filme dental convencional para a deteção de cáries em esmalte proximal. DentomaxillofacRadiol 2010; 39(7):431-6.

19.Kayipmaz S, Sezgin O S, Saricaoglu S T. An invitro comparison of diagnostic abilities of conventional radiography, storage phosphor and cone beam computed tomography to determine oclusal and approximal caries. Revista Europeia de Radiologia 2011; 80:478-482.

20. Senel B, Kamburoglu K, Ucok O, Yuksel SP, Ozen T, Avsever H. Precisão de diagnóstico de diferentes modalidades de imagem na deteção de cáries proximais. Dentomaxillofacial Radiol 2010;39:501-511.

21. Onem E, Baksi B G, Sen BH, Sogut O. Exatidão do diagnóstico da desmineralização subsuperficial do esmalte proximal e a sua relação com a perda de cálcio e a profundidade da lesão.

22. Chu CH, Chau AM, Lo EC. Investigação atual e futura em critérios de diagnóstico e avaliação de métodos de deteção de cáries. Oral Health Prev Dent.2013;11(2):181-9.

23.Price BJ.Uma revisão das tecnologias de deteção de cáries dentárias. Academia de odontologia geral.2013:100-108.

24.Berg G. O futuro da deteção de cáries está nos pacientes mais jovens da medicina dentária. Dental aegis. 2013;9(3).

CAPÍTULO 7

RESUMO E CONCLUSÃO

As diferenças na apresentação e comportamento da cárie em diferentes locais anatómicos dificultam a deteção da cárie por qualquer modalidade de diagnóstico. A progressão da cárie do esmalte é agora mais lenta, permitindo tempo para uma intervenção preventiva antes de ocorrer a destruição irreversível da substância dentária. Durante as fases iniciais da doença, o processo é reversível e pode ser interrompido: uma intervenção não invasiva pode converter uma lesão de um estado ativo para um estado inativo. São necessárias técnicas de diagnóstico adequadas para apoiar as decisões sobre o tratamento de cada lesão. Uma combinação de ferramentas de diagnóstico ajudará a diagnosticar as lesões mais cedo e a levar a medicina dentária para o modo preventivo e não reativo. Atualmente, a tendência internacional na gestão da cárie é afastar-se do modelo cirúrgico (para excisar e substituir o tecido dentário doente) para uma abordagem preventiva que visa controlar o início e a progressão do processo da doença ao longo da vida de uma pessoa. Por conseguinte, um grande desafio para o clínico é detetar lesões numa fase precoce, antes de ser necessária uma intervenção cirúrgica. Os vários sistemas de deteção destinam-se, portanto, a aumentar o processo de diagnóstico, facilitando a deteção precoce da doença ou permitindo a sua quantificação de forma objetiva. As principais áreas de investigação sobre a cárie dentária incluirão, assim, o desenvolvimento de sistemas de classificação universalmente aceitáveis para o diagnóstico da cárie dentária, aplicáveis tanto em estudos epidemiológicos como na prática clínica, e o desenvolvimento de tecnologia que facilite a deteção precoce da cárie, mesmo antes de a lesão se tornar clinicamente detetável, de modo a dar ênfase a medidas preventivas em indivíduos susceptíveis.

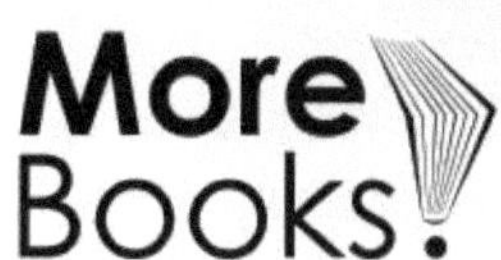

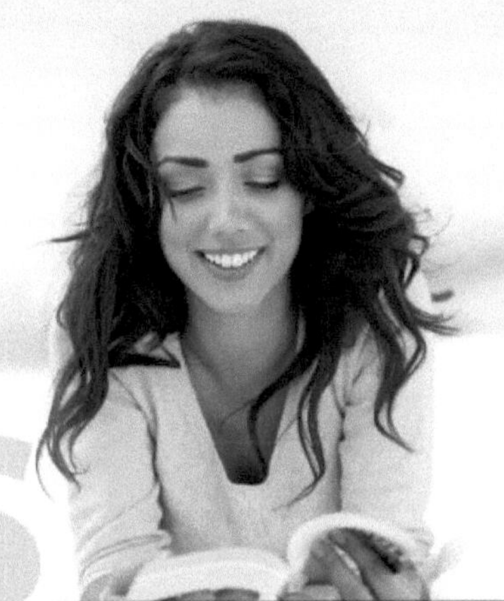

yes I want morebooks!

Buy your books fast and straightforward online - at one of world's fastest growing online book stores! Environmentally sound due to Print-on-Demand technologies.

Buy your books online at
www.morebooks.shop

Compre os seus livros mais rápido e diretamente na internet, em uma das livrarias on-line com o maior crescimento no mundo! Produção que protege o meio ambiente através das tecnologias de impressão sob demanda.

Compre os seus livros on-line em
www.morebooks.shop

info@omniscriptum.com
www.omniscriptum.com

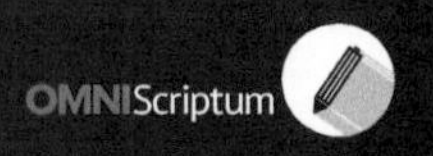

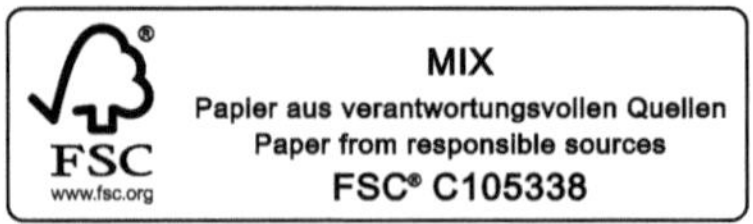

MIX
Papier aus verantwortungsvollen Quellen
Paper from responsible sources
FSC® C105338

Printed by Books on Demand GmbH, Norderstedt / Germany